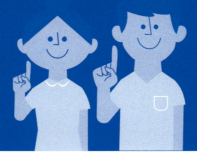

あとがき

　現在、多くの歯科衛生士が義歯管理よりも歯周病やう蝕予防の分野で力を発揮されていることでしょう。また、歯科助手や受付も含めて、う蝕や歯周病は経験しているので、ある程度理解できます。しかし義歯治療を経験した方は少ないように思います。

　超高齢社会（65歳以上が21％以上）の到来で、義歯患者さんも増えています。また、全身にいろいろな問題を抱えた方も多くなっています。本書を活用して、義歯に対する理解を深め、患者さんへの対応が上手になってもらえればと願います。

　なお、写真のような装置（口蓋床）を2週間ぐらい上顎に入れてみると、患者さんの気持ちに寄り添った対応ができると思います。私も若い頃に体験しました。その結果、気持ちが悪くて吐きそうになりました。また、しゃべりにくいので口数が減りました。2週間ぐらいで慣れ、上手にしゃべれるようになりましたが、逆に装置を外した直後はしゃべりにくかったです。この他、以下のようなことが私の感じたこと、体験したことです。

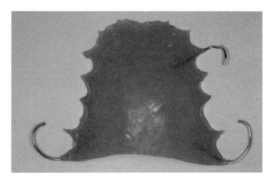

- 飲み物の温度がわかりにくいので、やけどしそうになった
- 食べ物がすきまに挟まるので、食後はすぐに外したかった
- 金具が見えるので、笑いにくかった
- 家族の前で外して洗うのが、少し恥ずかしかった

　これはとても良い経験で、患者さんと話をする際に、「実は、私は入れ歯はないのですが、患者さんの気持ちを理解したいので、入れ歯のようなものをつける体験を2週間ほどしました。その結果……」と話をすると、患者さんから「私の気持ちを理解してくれる！」と思ってもらえます。ぜひ、体験されることをお勧めします。

　最後に、本書の制作にあたり協力してくれました以下の教室員に感謝します。

（敬称略、50音順）
磯部明夫、大澤淡紅子、岡田征彦、小川貴正、川田大助、北川 昇、桑澤実希、塩崎美由紀、七田俊晴、志村雄太、下平 修、髙山真理、中津百江

2018年1月
昭和大学歯学部高齢者歯科学講座　佐藤裕二

Part5
入れ歯やお口のトラブル　こんな時どうする？

| トラブル1～15 | 本書 62～77ページ |

なぜこれを患者さんに伝えるの？

- 義歯は、できあがったら終わりではないことを、患者さんに伝えることが大切です。そして定期健診で早めにトラブルを発見・回避することで、長く快適に、安全に義歯を使っていただくことを、十分に伝えましょう。
- トラブルが起きたらまずは歯科医院に来院してもらうことをお伝えしておきます。自己流で対処すれば、事が大きくなってしまうこともあります。
- とはいえ、すぐに来院できないこともあります。あらかじめどんなトラブルが起こりやすいのか、来院前にどんな対処が患者さん自身でできるのか、お伝えしておくと安心されるでしょう。
- 定期健診が中断した患者さんで、トラブル時に歯科医院を受診された際は、中断したことを決して責めてはいけません。患者さんやご家族の病気、入院、介護など、さまざまな事情により来院できないこともあります。

Part4
入れ歯でのお食事のしかた

Chapter23～24
入れ歯でお食事する際に注意したい食品と食べ方 ／他
本書 52～57ページ

なぜこれを患者さんに伝えるの？

- 義歯を入れている場合、苦手な食品や苦手な食べ方があります。そのため、噛み方や調理に工夫が必要です。
- きちんと食事が摂れているか、来院の時に確認しましょう。

Chapter25
チェックしてみよう！　入れ歯での食事のしやすさ
本書 58～59ページ

なぜこれを患者さんに伝えるの？

- 慣れていないにもかかわらず、食べられない物を無理に食べようとする患者さんもいます。無理に硬い物を食べようとすれば、義歯の破損につながります。実際に患者さんにチェックシートに記入してもらい、現状を理解してもらいましょう。

説明のためのプチ知識

- チェックシート❶は、食べやすい食品が中心にあり、食べにくい食品が外に配置されています。それ以外に難しい食品が外側にあります。
- チェックシート❷は、20種類の食品のチェック表です。下にいくほど、噛みにくい食品になっています。
- 食事のしやすさを確認する方法には、他にもあります。グミを噛んで砕け具合を計測する方法や、下顎の動きを機械で記録する方法などさまざまです。

Chapter 21
入れ歯安定剤は、歯科医師の指示に従って使いましょう

本書 48〜49ページ

なぜこれを患者さんに伝えるの？

- 義歯安定剤とは、患者さん自身が義歯と歯肉の間に用いて、義歯の不適合を一時的に安定させる材料です。誤った用い方をすると、歯ぐきに炎症を起こしたり、顎骨の吸収につながったりします。必ず歯科医院に相談するようお伝えしておきましょう。
- 義歯安定剤にもさまざまな種類があります。患者さんの口腔や義歯への適合不適合がありますので、もし使用する場合はどのタイプが適合なのか、また使い方もそれぞれ異なりますので、詳しく説明します。歯科医院で勧めるとしたら、パウダータイプでしょう。
- 義歯安定剤を使用している場合、患者さんの使わざるをえない状況に配慮します。決して非難してはいけません。「それは大変でしたね」と共感することが重要です。

Chapter 22
定期健診にお越しください

本書 50ページ

説明のためのプチ知識

- 義歯を入れる多くの患者さんは高齢の方です。定期健診では、歯や義歯だけでなく、粘膜なども異常がないか定期的に診ていくことが大切です。また、服薬の変更や全身疾患の状態について、医療面接でお聞きしていきます。
- 来院時には義歯の手入れや保管状況も確認し、誤った方法を行っていないか把握します。その際には、Chapter12（36ページ）で紹介したアンケート用紙を使って確認すると良いでしょう。
- 日本老年歯科医学会のホームページには、「診療室における義歯洗浄と歯科衛生士による義歯管理指導の指針」がありますので、ご覧ください。
（http://www.gerodontology.jp/publishing/guideline.shtml）

Chapter 19
入れ歯のお手入れ　まるわかりシート

本書 45 ページ

なぜこれを患者さんに伝えるの？

- お手入れに不慣れな方もいれば、間違った方法で行ってしまう患者さんもいます。新たに義歯を作られた時には、45 ページのような資料を渡すと良いでしょう。
- 「入れ歯洗浄剤の使用」や「就寝時について」は患者さんによって異なります。45 ページの資料のように、患者さんごとに□にチェックを入れて渡すと良いです。なお、チェックをつけなかったほうは、取り消し線や×印などで消しておくと間違いがありません。

記入例

あなたの場合	✓ 外して就寝する	~~装着したまま就寝する~~
	❶歯ぐきを安静にするため、夜は入れ歯を外してお休みください。 ❷入れ歯を乾燥させると変形する原因となります。夜間外した入れ歯は、入れ歯用ケースで洗浄剤または水を入れて保管してください。 ❸残っている歯をきれいに磨きます。歯がない方は、ブクブクうがいをします。	❶残っている歯をきれいに磨きます。歯がない方は、ブクブクうがいをします。 ❷入浴後、入れ歯をよくゆすいでお口に入れます。 ❸歯ぐきに痛みが出る場合は、就寝時の装着は中断し、担当医に相談してください。

Chapter 20
入れ歯の清掃・保管で、やってはいけないこと

本書 46～47 ページ

なぜこれを患者さんに伝えるの？

- 義歯はプラスチックで作られています。間違った取り扱いをすると傷がつくだけでなく、歪み、うまく装着できなくなることもあります。注意して取り扱うようお伝えしましょう。

Chapter 16
入れ歯の保管方法のポイント

本書 41 ページ

なぜこれを患者さんに伝えるの？

- 義歯保管にあたっての原則は、「義歯をなくさない」「義歯を守る（壊さない）」「義歯を乾かさない」「義歯洗浄剤を使う」「義歯を入れていることを他人にわからせない」です。そのために義歯用ケースをきちんと使います。患者さんには、義歯用ケースを使用する理由を説明しておきましょう。

Chapter 17
自分の歯の清掃（部分入れ歯使用の方のお口の清掃）

本書 42〜43 ページ

なぜこれを患者さんに伝えるの？

- 部分義歯の方には、義歯だけでなく、今あるご自分の歯の清掃方法を詳しく説明しましょう。
- 義歯を作ったことで、口腔内の状況は以前と変わっているので、患者さんそれぞれに合った清掃方法や道具を選択し、指導します。
- 部分義歯では、特に義歯のクラスプがかかる歯にプラークがつきやすいことも、お伝えします。

Chapter 18
夜間の装着について

本書 44 ページ

なぜこれを患者さんに伝えるの？

- 義歯をつけたまま就寝してしまう方もいます。夜間は外すことを理由とともにお伝えしましょう。
- 歯科医師の指導の下で就寝時も使う方には、注意点を伝え必ず守ってもらいます。

説明のためのプチ知識

- 場合によっては、夜間専用の特殊な義歯を作ることもあります。
- 夜間装着か否かで、義歯の手入れの場面が異なります。夜間装着の方は入浴前に清掃し、入浴中に義歯洗浄剤に浸すことになります。

Part3
入れ歯の手入れと保管方法

Chapter 12
今までのお手入れ方法をお教えください

本書 36ページ

なぜこれを患者さんに聞くの？

- 36ページのアンケートは、義歯の使用状況などを把握するためのものです。
- 過去に義歯を使用したことがある方は、まずは、アンケートを使って状況を把握してから、手入れ指導を行うと効率的です。そうでなければ、手入れ方法を知っている患者さんにとっては、くどい話になるだけです。状況を把握してから、修正すべき点や知らない点を説明すると良いでしょう。
- なお、患者さんが誤った方法をしている場合でも、決して責めてはいけません。きちんと指導できていなかった歯科医院側に問題があるからです。「指導した」と「指導できている」は違います。きちんと患者さんが正しくできるようにすることが、歯科医院側の責務です。
- 義歯装着であることをご家族がご存じない時は、ご家族との会話にも注意します。

Chapter 13～15
なぜお手入れは重要？／入れ歯の清掃

本書 37～40ページ

なぜこれを患者さんに伝えるの？

- 義歯の場合も天然歯同様に機械的清掃が重要ですが、ご存じない患者さんもいらっしゃいます。また、さらに化学的清掃が必要なことを知らない方もいますので、毎日ケアが必要であることをきちんと理解してもらうように努めます。
- 義歯の場合、高齢の方がほとんどですので、プラーク染色液による染め出しなどは目で見て直感的にわかるため有効です。
- 上記のことから、Chapter14やChapter15の機械的清掃と化学的清掃の方法について、写真や実際の商品などを見せて具体的に説明しましょう。

トーク例

―――――― 次ページからの続き ――――――
ください。新しい入れ歯をほとんど使わずに「痛くて食事ができませんでした」では調整が難しく、時間がかかってしまいます。どうしても、初めはしゃべりにくいかもしれませんが、少しずつ慣れてくることが多いです。
　今日のお食事は軟らかい食べ物から始めていただいて、ゆっくり噛むようにしてください。急いで食事をしようとすると、最初は、ほっぺたや舌を噛んでしまう可能性があるので注意してください。慣れと調整が大切です。

（1分コース）　今日、新しい入れ歯が入りました。歯ぐきと入れ歯の合い具合を精密に調整いたしました。しかし、歯ぐきの形は朝と夜とで多少変化するので、しばらく入れ歯を使っていると痛いところが出てくる可能性があります。まずは1週間から2週間ほど使ってみて調整していきましょう。噛み合わせも、入れ歯が〇〇さんの口になじんでから、さらに精密な調整を行うことができますから安心してください。どうしても痛いところがあれば、以前使っていた入れ歯を使ってもかまいませんが、次回来院する数日前には新しい入れ歯を使うようにしてください。最後に、お食事は軟らかい食べ物から始めていただいて、ゆっくり噛むようにしてください。慣れと調整が大切です。

（30秒コース）　今日、新しい入れ歯が入りました。しばらく入れ歯を使っていると痛いところが出てくる可能性がありますので、使ってみて調整しましょう。噛み合わせも、入れ歯が〇〇さんの口になじんでから、さらに精密な調整を行うことができます。最後に、お食事は軟らかい食べ物から始めていただいて、ゆっくり噛むようにしてください。慣れと調整が大切です。

Chapter 11
入れ歯の"着脱"を練習してみましょう

本書 30～33ページ

なぜこれを患者さんに伝えるの？

- 義歯の適切な着脱方法をお伝えしないと、義歯に負担がかかり破損するおそれがあります。
- 初めて義歯を装着する患者さんでは、誤った着脱方法により歯肉を傷めたり、口唇を挟んでしまうこともあります。
- 本書を参考にして患者さんにお渡しできる資料を作り、新義歯を入れた日にお渡しすると良いでしょう。

トーク例

（1分コース）　今日は、新しい入れ歯ができていますが、今の入れ歯はいかがですか？（患者さんの返事を聞いてから）それはお困りですね。先生に伝えておきます。
　これから入れ歯を合わせてみて、痛くないようにすきまやあたっているところを、ペーストなどを使って精密に調整します。また、噛み合わせを、赤と青のカーボン紙でチェックしていきます。その後に歯並びや見た目を鏡で確認していただき、しゃべりやすさもみます。最後に、入れ歯のお手入れなどについて説明します。清掃や保管方法などです。では、先生が来るまで少々お待ちください。

（30秒コース）　今日は、新しい入れ歯ができています。今の入れ歯の調子が悪いようでしたら、後で先生にお伝えください。これから、すきまやあたっているところを調整し、噛み合わせをチェックして、見た目やしゃべりやすさを確認します。その後に入れ歯のお手入れなどについて説明します。では、先生が来るまで少々お待ちください。

Chapter 10
入れ歯の使い方で、最初に知ってほしい重要事項

本書 28〜29ページ

なぜこれを患者さんに伝えるの？

- 新義歯を入れた患者さんはとても不安なものです。「うまく噛めるかな」「見た目はいいかな」「痛くならないかな」などと思うことでしょう。適切な説明で、患者さんの不安を取り除くことはとても大切です。
- 本書を参考にして患者さんにお渡しできる資料を作り、新義歯を入れた日にお渡しすると良いでしょう。

トーク例

（2分コース）　今日、新しい入れ歯が入りました。見た目も若返られましたね。歯ぐきと入れ歯の合い具合を精密に調整いたしました。しかし、歯ぐきの形は朝と夜で多少変化し、歯ぐきは寝ている間にむくんできます。したがって、しばらく入れ歯を使っていると痛いところが出てくる可能性があります。まずは1週間から2週間ほど使ってみて調整していきましょう。
　噛み合わせも入れ歯が○○さんのお口になじんでから、さらに精密な調整を行うことができます。どうしても痛いところがあれば、以前使っていた入れ歯を使ってもかまいませんが、次回来院する数日前には新しい入れ歯を使うようにしてく

----- 次ページへ続く -----

トーク例

（30秒コース） 新しい入れ歯を作っている最中ですが、今の入れ歯の調子が悪いようでしたら、後で先生にお伝えください。今日は仮の入れ歯で、歯並びと形の確認です。（仮の義歯を見せながら）歯ぐきや土台も仮ですから厚いし、色が違い、ザラザラで、金具がなくて緩いです。噛み合わせも、最終的にはできあがってから微調整します。では、もう少しお待ちください。

仮義歯による治療の説明・終了時

お疲れさまでした。次回、入れ歯ができあがってきますから、楽しみにしていてください。ただし、新しい入れ歯をお口に合わせるために、何回か調整が必要です。

Chapter 9
完成した入れ歯が、すぐにお口に合うとは限りません

本書 26～27ページ

説明のためのプチ知識

- 義歯が完成した際のチェアサイドでの基本的な手順は以下のとおりです。
  ① 痛くないようにすきまやあたっているところを、ペーストなどを使って精密に調整します。
  ② 噛み合わせ（バイト）を検査し、咬合紙を使って調整します。
  ③ 患者さんに装着したところを鏡で見ていただき、見た目（審美性）をチェックしてもらいます。「自然な感じですね」とフォローすると良いです。
  ④「桜の花が咲きました」などと話してもらい、しゃべりやすさをチェックします。
  ⑤ 清掃法、保管法など義歯のお手入れについて説明します。

なぜこれを患者さんに伝えるの？

- 完成した義歯をつける時の説明は、とても重要です。患者さんの期待が高すぎると、痛みや違和感を生じた際に不信感を持たれてしまいかねません。

Chapter 8
仮の入れ歯に、本物と同じ状態を期待しないでください

本書 24～25 ページ

なぜこれを患者さんに伝えるの？

- 義歯完成の前に仮義歯を合わせ、確認と患者さんの同意をいただくステップです。この時に期待していた義歯との違いから不安になる患者さんもいます。どの点が違うのか説明することが重要です。
- 患者さんの義歯に近い写真（25 ページ）と、実際に準備してある仮義歯を見せながら、本物の義歯と仮義歯の違いを理解してもらうとスムーズです。

トーク例

仮義歯による治療の説明・開始時

（2 分コース）　新しい入れ歯を作っている最中ですが、今の入れ歯はいかがですか？（患者さんの返事を聞いてから）それはお困りですね。先生に伝えておきます。さて、今日は仮の入れ歯ができていますが、まだ持って帰っていただくわけにはいきません。次回にはできあがる予定です。今日は、歯並びがおおよそ良いかどうか、入れ歯の形は良いかどうかを確認します。洋服で言うと、仮縫いみたいなものです。

　（仮の義歯を見せながら）歯ぐきはローソクのロウのようなものでできていますから、見た目は鮮やかな色です。最終的には今の入れ歯のようになります。入れ歯の土台の部分も仮のプラスチックですから厚みもありますし、色も違います。舌触りも少しザラザラしていますが、心配しないでください。また、少し緩く、金具がないので外れやすいです。模型にぴったり作ると模型が壊れるので、少し緩めに作ってあります。最終的には金具がつきますし、模型にぴったり合わせて、模型を壊してから取り出します。噛み合わせも、最終的にできあがってから微調整します。今日はおおまかな歯並びの確認です。最初は少し痛いところがあるかもしれません。先生が来るまで少々お待ちください。

（1 分コース）　新しい入れ歯を作っている最中ですが、今の入れ歯の調子が悪いようでしたら、後で先生にお伝えください。今日は仮の入れ歯ができていますが、次回には完成品ができあがる予定です。今日は、歯並びがおおよそ良いかどうか、入れ歯の形は良いかどうかを確認します。洋服で言うと、仮縫いみたいなものです。（仮の義歯を見せながら）歯ぐきはロウでできていますから、見た目は鮮やかな色です。入れ歯の土台の部分も仮のプラスチックですから厚いですし、色も違うし、少しザラザラですが、心配しないでください。また、金具がないので外れやすいし、少し緩めに作ってあります。噛み合わせも、最終的にはできあがってから微調整します。先生が来るまで少々お待ちください。

トーク例

来院2回目の印象採得時の説明・開始時

（1分コース） 今日は、入れ歯の2回目の型取りです。お口に合った器具で精密な型取りをしていきます。この器具を使ってほっぺたやベロの動きを確認します。もし熱かったり、痛い時は、我慢せずに先生に伝えてください。先生が来るまで少々お待ちください。

（30秒コース） 今日は、入れ歯の2回目の型取りです。精密な型取りを行います。もし熱かったり、痛い時は、我慢せずに先生に伝えてください。先生が来るまで少々お待ちください。

来院2回目の印象採得時の説明・終了時

お疲れさまでした。次回、噛み合わせや歯の出っ張り具合を決めていきます。今の入れ歯より、どんなふうに変えたいかを考えておいてください。

噛み合わせの確認（来院3回目）の説明・開始時

（1分コース） 今日は入れ歯の噛み合わせを記録します。（咬合床を見せながら）記録する器具ができています。この器具を使って適切な噛み合わせの位置や、前歯の出っ張り具合も記録します。歯の色や大きさも決めるので、ご希望を先生に言ってください。先生が来るまで少々お待ちください。

（30秒コース） 今日は入れ歯の噛み合わせを決めていきます。（咬合床を見せながら）この道具を使って噛み合わせを決めていきます。少々お待ちください。

噛み合わせの確認（来院3回目）の説明・終了時

お疲れさまでした。次回、仮の入れ歯ができあがってきますから楽しみにしていてください。まだロウの上に歯を並べただけのものですのでお渡しはできませんが、だいたいの様子はわかると思います。洋服の仮縫いみたいなものです。

トーク例

------- 次ページからの続き -------

仮縫いのようなものです。本物の入れ歯とは違い、歯ぐきの色、舌触りが異なります。その後、技工室で入れ歯を完成させます。ロウの部分をプラスチックの素材に置き換えます。

　5回目で入れ歯が完成し、その後、何度か調整します。調整後は定期健診に入ります。部分入れ歯や、患者さんの状況によっては手順が変わってきます。

　今日はまずおおまかな型取りからです。先生が来るまで少々お待ちください。

（1分コース）　新しい入れ歯を作っていきますがその流れを説明します。

　1回目は、お口と入れ歯の診察です。そしておおまかな型取りをします。

　2回目は、患者さんのお口に合った器具で、精密な型取りをします。

　3回目は、噛み合わせの確認です。適切な噛み合わせの位置や前歯の出っ張り具合を確認します。

　4回目は、仮の入れ歯を合わせてみます。噛み合わせや歯並びをチェックします。洋服の仮縫いのようなものです。

　5回目で入れ歯が完成し、その後、何度か調整します。調整後は定期健診をします。部分入れ歯や、患者さんの状況によっては手順が変わってきます。

　今日はまずおおまかな型取りからです。先生が来るまで少々お待ちください。

（30秒コース）　新しい入れ歯の治療を説明します。1回目は、おおまかな型取りです。2回目は精密な型取りをします。3回目は噛み合わせの確認です。4回目は仮の入れ歯を合わせてみます。5回目で入れ歯が完成し、何回かの調整をして定期健診に入ります。部分入れ歯や、患者さんの状況によっては手順が変わってきます。少々お待ちください。

来院1回目の印象採得時の説明・開始時

今日は、お口や以前の入れ歯を調べて、型を取ります。次回の精密な型を取るための予備の型です。ではもう少しお待ちください。

来院1回目の印象採得時の説明・終了時

お疲れさまでした。次回、2回目の精密な型取りになります。患者さん専用の型取りの器具を製作しておきます。少しお時間がかかります。

Part2
入れ歯の製作中に
お伝えしたいこと

Chapter 7
入れ歯治療の、大きな流れを知っておきましょう
本書 22～23 ページ

説明のためのプチ知識

- 22～23 ページの表は、義歯を新しく製作する診療の手順です。多くの専門用語・俗称が出てくるため、患者さんに説明する前に確認をしておくと良いでしょう。
- 多くの診療の場面で、印象採得（型取り）は 2 回行います。1 回目の印象採得は「概形印象（ケイインショウ）」です。概形印象から作った研究用模型（マルモ）で口腔内の大まかな形（概形（ガイケイ））を把握します。さらに、2 回目の印象採得のために個人トレーを製作します。
- 2 回目の印象採得では、作っておいた個人トレーを使って、粘膜や舌の動きを反映させるために筋形成（コンパウンドを使用）を行います。その後、印象材（シリコーンやアルジネート）を用いて精密印象を行っていきます。

なぜこれを患者さんに伝えるの？

- 義歯製作にあたっては、患者さんに 5～6 回来院してもらいます。その都度どのようなことをするのか説明しますが、義歯製作に入る前に治療全体の流れを説明しておくと親切です。

トーク例　　義歯治療全体の流れの説明

（2 分コース）　これから新しい入れ歯を作っていきますが、その前に全体の流れを説明します。こちらの表は、診療室とその後の技工室での手順です。
　1 回目は、お口と入れ歯の診察です。そして予備の型取りをします。その後技工室で、石膏で模型を作り、患者さんに合った型取りの器具を作っておきます。
　2 回目の来院時には、患者さんのお口に合った器具で、精密な型取りをします。この器具を使ってほっぺたやベロの動きを記録します。その後、技工室で精密な模型を作り、噛み合わせの記録のための器具（仮の歯ぐき）を作っておきます。
　3 回目は、噛み合わせの確認です。この器具を使って、適切な噛み合わせの位置や前歯の出っ張り具合も確認します。歯の色や大きさも決めます。その後、技工室で仮の入れ歯を作ります。ピンクのロウの上に仮の歯が並びます。
　4 回目は仮の入れ歯をつけて、噛み合わせや歯並びをチェックします。洋服の

次ページへ続く

トーク例

（30秒コース）　きちんとした入れ歯を入れると、噛みやすくなり、見た目を回復できます。また、しゃべりやすくなり、歯並びが悪くなりません。残っている歯の負担を減らすこともできます。

Chapter 6
入れ歯にも限界がある（入れ歯のデメリット）

本書 18～20 ページ

説明のためのプチ知識

- 各デメリットを患者さんに説明するうえで、以下のことを把握しておきましょう。

デメリット①はめ外しが必要　自分が若いと思っている患者さんは、着脱をする義歯を使うこと自体に抵抗があります。就寝時に、歯のない姿をパートナーに見られることにも抵抗があります。したがって患者さんへの十分な精神的な配慮が必要です。なお、歯科医師の指導の下で夜間も装着できるケースもあります（Chapter18）。

デメリット②見た目が悪くなる場合がある　特に女性が気にする点です。必要であれば、金具のない保険外の治療も紹介すると良いでしょう。

デメリット③異物感（じゃまな感じ）がある　神経質な患者さんは気にします。そのような患者さんには、「繊細な」という言葉を使って表現しましょう。たとえば、「繊細な患者さんですと異物感を感じやすいかもしれません」などです。
　また、嘔吐反射がひどく義歯の装着が困難な患者さんもいらっしゃいます。このような方には、義歯の大きさを小さくすることも必要です。

デメリット④使いこなせるまでに時間がかかる　適応力のある方（「鈍感」と言うのはNG）は、早く慣れることができます。一方、繊細な方（「神経質」と言うのはNG）は、慣れるのに時間がかかります。慣れるまで、何回かの微調整が必要です。

デメリット⑤自分の歯ほどは噛めない　「何でも食べられる」という高すぎる期待感を持たれると、のちに困ります。

デメリット⑥何年か経過すると、作りなおしが必要になる　義歯を入れて終わりではありません。定期健診の重要性をきちんと理解してもらいましょう（Chapter22）。

なぜこれを患者さんに伝えるの？

- 義歯には限界があります。特に、初めて義歯を使う患者さんは、不安と期待があります。あまり大きな期待を持たれると、満足が得にくいです。
- 18～20ページのデメリットについて、写真やイラストを指さしながら十分に理解してもらうことが重要です。

トーク例

（30秒コース）　インプラントとは直接あごの骨に埋め込むネジ状の人工歯根のことです。長持ちし、残っている歯に対する負担は小さいです。10年で95％以上がもっています。取り外し不要で、じゃまな感じも少なく、噛む力も強いです。しかし手術が必要で、費用がかかり、期間も長いです。ご希望なら先生に説明してもらいます。

Chapter 5
入れ歯をつけるとどんな"いいこと"がある？

本書 16〜17ページ

なぜこれを患者さんに伝えるの？

- 臼歯が一部なくなっても、見た目が悪くなければ、患者さんは義歯を希望しないこともあります。義歯をきちんと入れることのメリットを説明しましょう。なお、義歯を入れないデメリットを説明して脅すのはよくありません。
- 特に歯が抜けたままにすることの弊害については（以下トーク例の4つ目、5つ目参照）、ほとんどの患者さんは知りませんので説明しましょう。

トーク例

（1分コース）　きちんとした入れ歯をつけるメリットは5つあります。
　1つ目、噛みやすくなります。歯が抜けると、全部の歯がある時に比べて、噛む能力が減りますが、ブリッジ、部分入れ歯、入れ歯によりある程度回復できます。歯をなるべく健康に保ちましょう。
　2つ目、見た目を回復します。抜けた歯を補うだけではなく、頬などのやせてしまった部分も回復できます。
　3つ目、しゃべりやすくなります。前歯が抜けたままだと息が抜けます。ただし、入れ歯の一部が邪魔になってしゃべりにくくなることもあります。
　4つ目、歯並びが悪くなりません。イラストのように歯がないと、隣の歯が傾いたり、反対の歯がのびてきたりします。のびた歯が変に歯や歯ぐきにあたることもあります。それが原因で顎関節症になることもあります。入れ歯によってこれらを防ぐことができます。
　5つ目、残っている歯の負担を減らします。歯が抜けたままだと、噛む力が前歯に集中し、噛み合わせが悪くなります。また、前歯が前方に傾斜します。これらのことから歯の負担が大きくなってしまいます。

Chapter 3
部分入れ歯は、何でできている？

本書 12〜13ページ

説明のためのプチ知識

- 部分義歯は、①義歯床、②人工歯、③支台装置（歯に引っ掛けるバネで義歯を安定させる）、④連結子（床と床や、床とバネをつなぐ金属の板や棒）でできています。

なぜこれを患者さんに伝えるの？

- 装着感が悪かったり、支台装置が見えてしまうなど、患者さんにとって受け入れがたいことがあります。最初にきちんと説明しておくことが大切です。

トーク例 ｜ 部分義歯の簡単な説明

部分入れ歯だと、このように余計なものがたくさんついていてじゃまです。また入れ歯をつけると、バネの金具が見えてしまうこともあります。これに対して、よく噛めてじゃまになりにくく、壊れにくい私費（保険外）の入れ歯もありますので、ご興味があれば歯科医師から説明します。

Chapter 4
インプラントと入れ歯では、どちらが良い？

本書 14〜15ページ

なぜこれを患者さんに伝えるの？

- 歯を失った患者さんでインプラントに興味を持ってはいるものの、手術に対する恐怖心や費用の面から二の足を踏んでいるという方は多くいらっしゃいます。

トーク例 ｜ インプラントに関して聞かれた際の、簡単な説明

（1分コース）　インプラントとは、なくなった歯の代わりに直接あごの骨に埋め込むネジ状の人工歯根のことです。歯が抜けたところに、インプラント手術をして歯をつけます。長持ちし、残っている歯に対する負担は小さいです。10年で95％以上がもっています。取り外し不要で、じゃまな感じも少なく、噛む力も強いです。見た目も良いです。しかし手術が必要で、費用がかかり、期間も長いです。いろいろ心配なこともあると思いますが、ご希望なら先生に健康状態やあごの骨の状態を十分に調べてもらって、説明してもらいます。

トーク例

歯が少し抜けてしまった方への簡単な説明

歯を失った時には、入れ歯やブリッジを入れるのですが、○○さんの場合は残っている歯が多いので、ブリッジという固定式のものと部分入れ歯のどちらもできる場合があります。詳しくは歯科医師からお話があります。

入れ歯の簡単な説明

入れ歯は、食後に着脱が必要で、余分なピンクのプラスチックや金属などがついています。その部分がじゃまになることもあります。また噛みにくく、がたつくこともあります。場合によっては金具が見えることもあります。ただ、外して洗いやすく、壊れた時の修理がしやすいです。歯もほとんど削ることなく、歯を抜いてすぐに治療が可能です。

Chapter 2
総入れ歯は、何でできている？

本書 10〜11ページ

説明のためのプチ知識

- 典型的な総義歯は、①義歯床（レジンや金属でできている）と、②人工歯（セラミックやレジンでできており、形や色を選ぶ）でできています。
- 総義歯において、義歯床の全部または一部を金属で製作したものを「金属床義歯」、レジンで製作したものを「レジン床義歯」と呼びます。

なぜこれを患者さんに伝えるの？

- 義歯の素材により装着感は大きく違います。歯科医師からの詳しい説明の前に歯科スタッフから予備知識を提供しておくことで、どのような義歯を希望するのか、患者さんはよりじっくりと考えることができます。

トーク例

金属床義歯の簡単な説明

歯ぐきにあたる部分を金属で作った金属床の入れ歯は高価ですが、薄くてじゃまにならず、熱を伝えやすいので、食事がおいしくいただけます。また壊れにくいので長持ちします。ご興味があれば、歯科医師から説明します。

Part1
入れ歯を作る前に知ってほしいこと

Chapter 1
入れ歯にはどんな種類がある？

本書 8～9ページ

説明のためのプチ知識

- 義歯（可撤性義歯）とは、失った歯を補う装置で、患者さん自身が自由に着脱可能なものを指します。「失った歯が多い」「残っている歯も歯周病になっている」「歯ぐきがやせている」「患者さんが歯を削りたくないと言っている」などの理由で義歯が選択されます。
- 一般的に義歯は、ブリッジ（固定性義歯）に比べて装着時の違和感が大きいため、「失った歯が1～2本程度」「両隣に健康な歯がある」などの条件が合えば、ブリッジが好まれます。
- 8～9ページの表は一般的な場合です。患者さんの歯の残り方などによりブリッジができない場合は、ブリッジの説明を省きます。

なぜこれを患者さんに伝えるの？

- 細かな説明は歯科医師が行う必要がありますが、前段階として歯科スタッフが8～9ページの表を見せながら、患者さんに説明しておくと、患者さんはより理解しやすいでしょう。

トーク例

歯がまったくない方への簡単な説明

> 歯を失った時には、入れ歯やブリッジを入れるのですが、○○さんの場合は残っている歯がないので、総入れ歯になります。

歯が少し残っている方への簡単な説明

> 歯を失った時には、入れ歯やブリッジを入れるのですが、○○さんの場合は残っている歯が少ないので、ブリッジという固定式のものは難しい場合が多いです。部分入れ歯になることが多いです。詳しくは歯科医師からお話があります。

はじめに

　歯科衛生士をはじめ歯科医院のスタッフは、必ずしも義歯についての十分な知識があるとはいえません。そのため患者さんへの説明が難しいこともあります。

　歯科医師以外のスタッフが、義歯治療の説明や治療後の指導、患者さんからの義歯に関する疑問への回答をある程度できると、歯科医師は治療に専念できて効率が上がるだけではなく、スタッフと患者さんとのコミュニケーションも深まります。

　本書『おいしく楽しく食べるための 正しい入れ歯の使い方』は、チェアサイドで患者さんに説明する際のわかりやすい資料となるよう、写真やイラストを多用して作成しました。待合室に置き、患者さんが読んでも理解できるようにしています。また、**本付録『患者説明パーフェクトガイド』**は、説明用の補助資料です。説明するにあたって知っておきたい知識と短時間で効率的に説明できるトーク例を収載しました。チェアサイドでご活用いただければ幸いです。

　本書の作成にあたり、多くの教室員の力を借りたことを感謝いたします。

2018年1月

昭和大学歯学部高齢者歯科学講座　佐藤裕二

本付録の使い方

　チェアサイドで、**本書『おいしく楽しく食べるための 正しい入れ歯の使い方』**を患者さんに見せながら説明する時にお使いください。

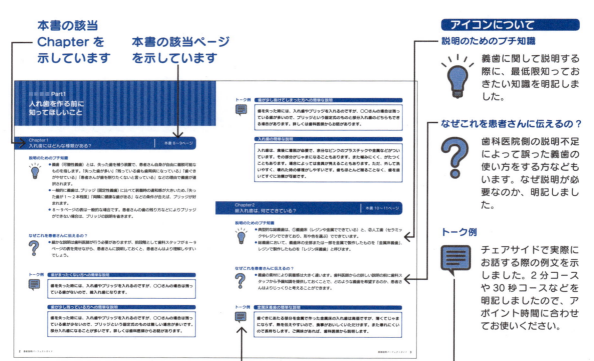

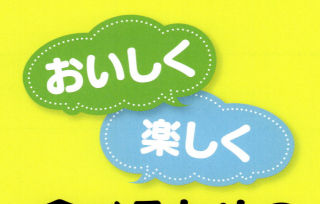

食べるための正しい入れ歯の使い方

患者説明パーフェクトガイド付き

[著] 佐藤裕二　昭和大学歯学部高齢者歯科学講座・教授

クインテッセンス出版株式会社　2018

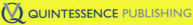

Berlin, Barcelona, Chicago, Istanbul, London, Milan, Moscow, New Delhi, Paris, Prague, São Paulo,
Seoul, Singapore, Tokyo, Warsaw

まえがき

初めて入れ歯が必要となった方は、不安ですよね。
- 入れ歯にはどんな種類があるの？
- 入れ歯をつけないとどうなるの？
- 入れ歯のお手入れはどうするの？
- 入れ歯でもお食事は普通にできるの？
- 入れ歯を入れた後はどうなるの？

たくさんの疑問があると思います。もちろん、歯科医院で先生や歯科衛生士さんが説明してくれますが、時間には制限がありますし、たくさんのことを聞いても覚えきれません。

また、これまで入れ歯を使ってきた方にも、多くの疑問があることでしょう。
- もっと良い入れ歯はないの？
- お手入れの仕方は合っているの？
- もっと食べやすくはならないの？
- 問題があるけれど、どうしたらいいの？

なかなか忙しそうな先生や歯科衛生士さんには、聞きにくいものです。

本書では、そうした患者さんの多くの疑問を集めて、写真やイラストを使ってわかりやすく解説しています。まずはこの本を読んで基本的なことを知ってからわかりにくい点や、自分の場合はどうなのかを先生や歯科衛生士さんに尋ねると、短時間でうまく理解できます。ただし、歯のなくなり具合やお体の状態はさまざまですから、本書に書いてあることが、すべての方にあてはまるとは限りません。また、入れ歯のお手入れも、患者さんにもっとも合った方法がありますから、しっかりと先生や歯科衛生士さんに聞くことが重要です。

正しい入れ歯の知識を得て、おいしく、楽しく、快適に食べることができ、楽しい会話を楽しみ、美しい笑顔になっていただきたいものです！

2018年1月
佐藤裕二

もくじ

Part 1 入れ歯を作る前に知ってほしいこと

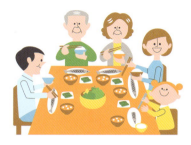

Chapter 1	入れ歯にはどんな種類がある？	8
Chapter 2	総入れ歯は、何でできている？	10
Chapter 3	部分入れ歯は、何でできている？	12
Chapter 4	インプラントと入れ歯では、どちらが良い？	14
Chapter 5	入れ歯をつけるとどんな"いいこと"がある？	16
Chapter 6	入れ歯にも限界がある（入れ歯のデメリット）	18

Part 2 入れ歯の製作中にお伝えしたいこと

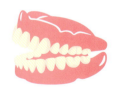
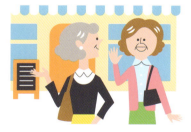

Chapter 7	入れ歯治療の、大きな流れを知っておきましょう	22
Chapter 8	仮の入れ歯に、本物と同じ状態を期待しないでください	24
Chapter 9	完成した入れ歯が、すぐにお口に合うとは限りません	26
Chapter 10	入れ歯の使い方で、最初に知ってほしい重要事項	28
Chapter 11	新しい入れ歯の"着脱"を練習してみましょう	30

Part 3 入れ歯のお手入れと保管方法

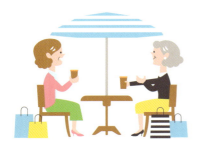

Chapter 12	今までのお手入れ方法をお教えください	36
Chapter 13	なぜお手入れは重要？	37
Chapter 14	入れ歯の清掃―❶ブラッシング―	38
Chapter 15	入れ歯の清掃―❷入れ歯洗浄剤―	40
Chapter 16	入れ歯の保管方法のポイント	41
Chapter 17	自分の歯の清掃（部分入れ歯使用の方のお口の清掃）	42
Chapter 18	夜間の装着について	44
Chapter 19	入れ歯のお手入れ　まるわかりシート	45
Chapter 20	入れ歯の清掃・保管で、やってはいけないこと	46
Chapter 21	入れ歯安定剤は、歯科医師の指示に従って使いましょう	48
Chapter 22	定期健診にお越しください	50

Part 4 入れ歯でのお食事のしかた

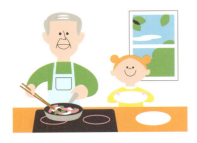

Chapter 23	入れ歯でお食事する際に注意したい食品と食べ方	52
Chapter 24	入れ歯で食べやすくするための調理法	56
Chapter 25	チェックしてみよう！　入れ歯での食事のしやすさ	58

もくじ

Part 5 入れ歯やお口のトラブル こんな時どうする？

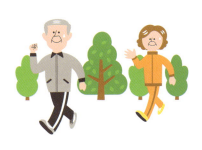

トラブル 1	入れ歯が外れやすい・入れ歯が浮く	62
トラブル 2	唇や頬を噛んでしまう	64
トラブル 3	入れ歯を支える歯が動いてきた	65
トラブル 4	飲み込みにくい	66
トラブル 5	歯ぐきや粘膜が痛い	67
トラブル 6	入れ歯ががたつく	68
トラブル 7	入れ歯を吸着する面（粘膜）が痛い	69
トラブル 8	口が乾く	70
トラブル 9	口内炎や白い膿のようなものができた	71
トラブル10	舌が痛い	72
トラブル11	入れ歯が合わなくなった	73
トラブル12	しゃべりにくい	74
トラブル13	入れ歯が壊れた	75
トラブル14	自分の歯が抜けた	76
トラブル15	入れ歯についた白いものが取れない	77

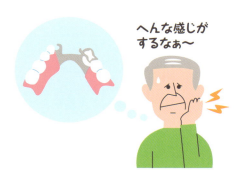

Part 1
入れ歯を作る前に知ってほしいこと

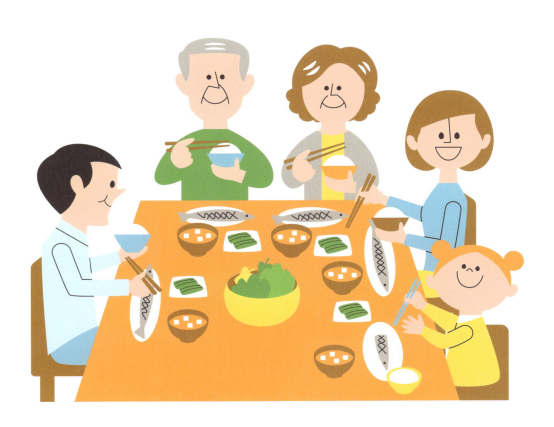

Chapter 1
入れ歯にはどんな種類がある？

歯を失った時の治療（入れ歯）の種類

歯がまったくない方
残っている歯がないので、総入れ歯になります。

歯が少し残っている方
残っている歯が少ないので、ブリッジという固定式のものは難しいと思われます。

	総入れ歯	部分入れ歯
種類	上あごの金属床　下あごのレジン床	下あごの金属床　下あごのレジン床
特徴	吸盤のように歯ぐきとくっつく	金具で歯にとめる
適応	すべての歯がない場合（根っこだけは別）	1本だけ歯がない〜1本の歯が残っている
着脱	必要（簡単）	必要（やや難しい）
装着感	余分なピンクのプラスチックがあり、あまり装着感は良くない	
噛みごたえ	がたつくので噛みにくい	
見た目	良い	金具が見えることがある
清掃性	外して洗える	
修理	容易	容易
歯の切削	ない	ほとんど削らない
治療時期		歯を抜いてすぐにでも可能

- 歯を失った時には、入れ歯やブリッジを入れます。
- **入れ歯は自分で外せるもので、ブリッジは固定されていて外せない装置です。**
- 一般的に**入れ歯は、ブリッジに比べて装着時の違和感が大きいです。**
  また金具が見えてしまうものもあります。
- 入れ歯では、ほとんど歯を削ることなく治療ができます。
- 入れ歯では、外せることでお手入れがしやすく、修理もしやすいです。
- 入れ歯では、歯を抜いてすぐに治療が可能です。

歯が少しだけ抜けてしまった方

残っている歯が多いので、ブリッジという固定式と部分入れ歯のどちらもできる可能性があります。

	ブリッジ	
種類	金属	セラミックス
特徴	支える歯を削って被せる	
適応	ない歯が1〜2本で、両隣に健康な歯がある	
着脱	不要	
装着感	良い	
噛みごたえ	噛みやすい	
見た目	セラミックスなどは良い	
清掃性	特別な掃除が必要	
修理	困難	
歯の切削	多い	
治療時期	歯を抜いてから2〜3ヵ月後	

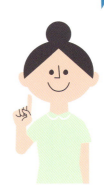

左の表は、一般的な場合です。患者さんの歯の残り方などにより、**入れ歯やブリッジができない場合もあります。詳しくは歯科医師におたずねください。**

Chapter 2
総入れ歯は、何でできている？

- 典型的な総入れ歯は、「人工の歯」と「床(しょう)」でできています。
- 床は歯ぐきにあたる部分のことです。床の全部または一部を金属で製作した入れ歯と、レジンというプラスチックで製作した入れ歯があります。
- 金属で製作した入れ歯は高価ですが、薄くてじゃまにならず熱を伝えやすいので、食事がおいしくいただけます。また壊れにくいので長持ちします。

上あごの総入れ歯

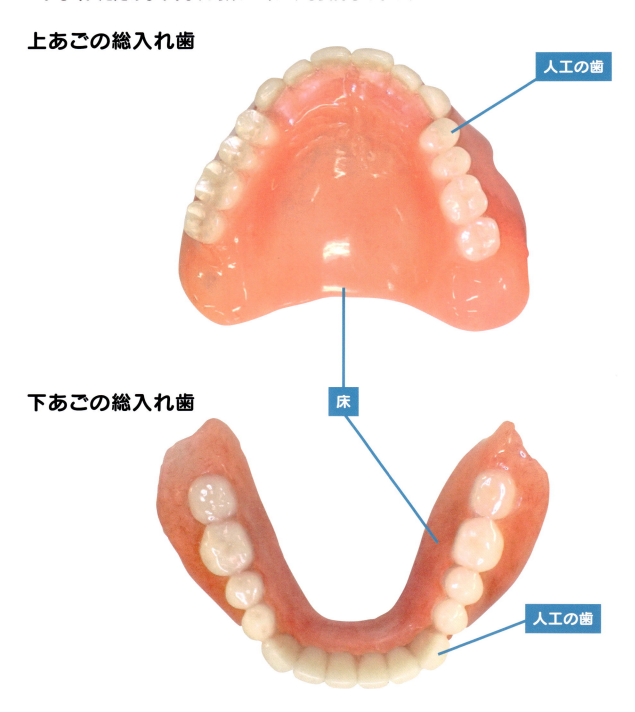

下あごの総入れ歯

お口に入れた時の総入れ歯

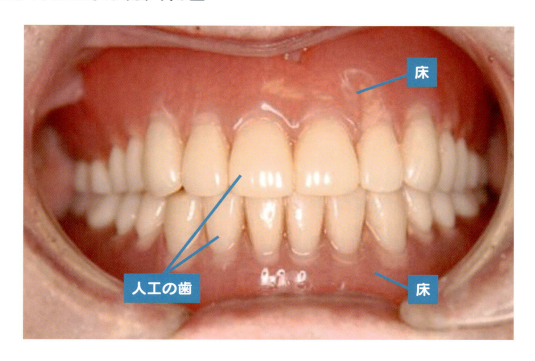

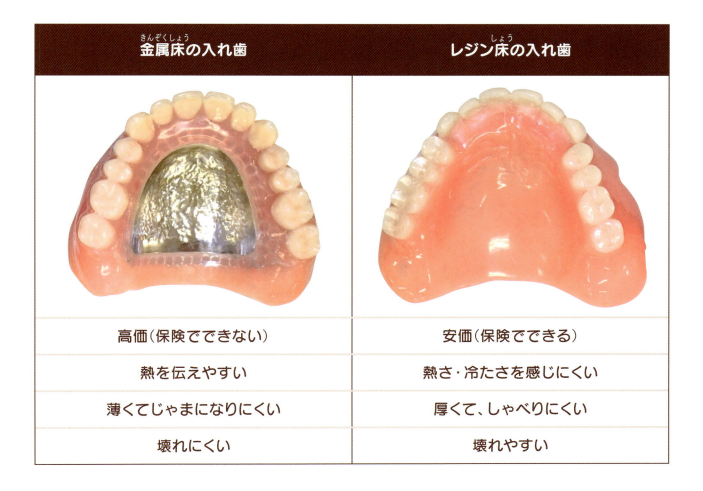

金属床（きんぞくしょう）の入れ歯	レジン床（しょう）の入れ歯
高価（保険でできない）	安価（保険でできる）
熱を伝えやすい	熱さ・冷たさを感じにくい
薄くてじゃまになりにくい	厚くて、しゃべりにくい
壊れにくい	壊れやすい

Chapter 3
部分入れ歯は、何でできている？

- 部分入れ歯は、「人工の歯」と、レジンというプラスチックや金属で製作した「床（しょう）」、歯に入れ歯をひっかけて安定させる「バネ」、床と床やバネをつなぐ金属の「板」や「棒」でできています。
- 部分入れ歯は、写真のように人工の歯以外にたくさんのものがついてじゃまです。またお口に入れると、バネの金具が見えてしまうこともあります。
- このような部分入れ歯に対して、よく噛めてじゃまになりにくく、壊れにくい入れ歯もあります。保険はききませんが、ご興味がある場合は歯科医師よりご説明します。

下あごの部分入れ歯

1歯の入れ歯

お口に入れた時の部分入れ歯

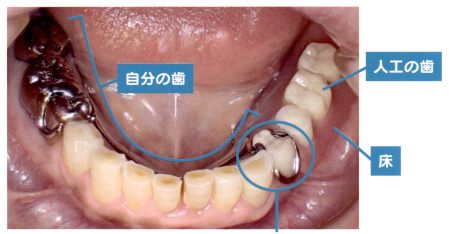

バネの金属が見えてしまう

column

― 保険でできない、特殊な入れ歯 ―

装着前
歯の根を、金属で蓋をする

→

入れ歯
上あごの総入れ歯
下あごの部分入れ歯

→

装着後
バネなどは見えない

- 歯の根だけを残し、その根をおおって装着する入れ歯を「オーバーデンチャー」と呼びます。残した歯の根には金属やプラスチックで蓋をします。
- 磁石などを組み込んだり、複数の根を金属でつなげたものもあります。
- インプラントを支えにした入れ歯もあります（次ページ）。詳しくは歯科医師におたずねください。

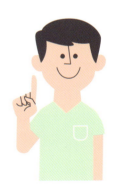

Chapter 4
インプラントと入れ歯では、どちらが良い?

- 歯を失った時は、入れ歯やブリッジの他に、インプラント治療を選択する場合があります。
- インプラント治療は、ネジ状の人工歯根を使った治療です。人工歯根をあごの骨に直接埋め込みます。
- 治療の前には、健康状態やあごの骨の状態を十分に調べます。

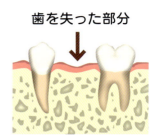
歯を失った部分

○……他よりも優れている　△……普通　×……他よりも劣る

	インプラント	ブリッジ	入れ歯
長持ち	○ 長持ち（10年で95％以上維持）	△ 10年ぐらい	× 5年ぐらい
残った歯の負担	○ 小さい	× 大きい（歯を削る）	△ やや大きい（歯を少し削る）
取り外し	○ 不要	○ 不要	× 必要
異物感（じゃまな感じ）	○ 少ない	○ 少ない	× 余分な部分がある
噛む力	○ 強い	○ 強い	× 弱い
見た目	○ 良い	○ セラミックスなら良い	× 悪い場合がある
手術	× 必要	○ 不要	○ 不要
費用	× かかる（保険でできない）	△ ややかかる（保険でも可能）	○ 少ない（保険でも可能）
治療期間・来院回数	× 長い（10回以上、6～12ヵ月）	○ 短い（3～6回、1～2ヵ月）	○ 短い（3～4回、1ヵ月）

column

インプラント治療の流れ（2回法の場合）

1 検査

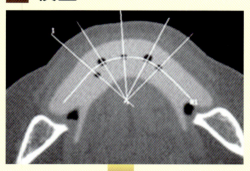

- ご使用中の入れ歯の状況や残っている歯などを確認し、レントゲン、CTなどの検査を行います。それらをもとに、治療計画を立てます。
- 左の写真は、CTの画像です。

2 一次手術

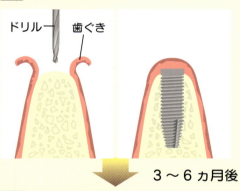

3〜6ヵ月後

- ネジ状のインプラントをあごの骨に埋め込む手術を行います。
- 埋め込んだ後は、歯ぐきで粘膜をおおい、骨にインプラントがくっつくまで3〜6ヵ月待ちます。その間は、仮の歯などをつけて見た目に支障がないようにすることもあります。

3 二次手術

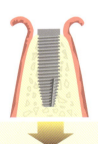

- 粘膜を切開する手術を行い、インプラントの頭の部分を出します。
- 一次手術の方法によっては、不要な場合もあります。

4 人工の歯の部分の製作と装着

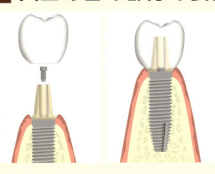

- 二次手術後、歯の型をとり、インプラントの上に入る人工の歯を製作します。
- 人工の歯のできあがりを待って、インプラントに人工の歯を装着します。
- 場合によっては、しばらく仮歯で過ごしてもらい、その後に人工の歯を作ることもあります。

Chapter 5
入れ歯をつけるとどんな"いいこと"がある？

- 奥歯が一部なくなっても、見た目はあまり変わらないと思うかもしれません。しかし、噛む力が減ったり、残った歯の負担などもあり、入れ歯をきちんと入れることはとても大切です。

メリット 1
噛める

- きちんとした入れ歯を入れると、噛みやすくなります。
- 少しでも歯がない場合は、すべての歯がある時に比べて、噛む力が減ります。しかし部分入れ歯や総入れ歯、ブリッジにより、ある程度噛む力を回復させることができます。

自分の歯（すべてある）で噛んだ時の力を100％とすると……	
ブリッジ	90％
歯が1本少ない	60％
部分入れ歯	35％
総入れ歯	25％
歯が数本しかない	10％
歯がすべてない	？

メリット 2
見た目が良い

- 抜けた歯を補うだけでなく、頬などのやせてしまった部分も回復できます。

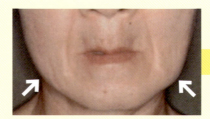

歯がすべてない状態

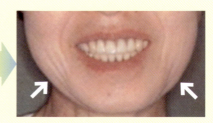

総入れ歯をつけた状態

メリット3 しゃべりやすい

- 歯がないとしゃべりにくくなります。ただし、入れ歯の一部がじゃまになってしゃべりにくくなることもあります。
- 前歯が抜けたままだと、息が漏れます。

メリット4 歯並びが悪くなるのを防ぐ

- 歯を抜けたままにしておくと、①隣の歯が傾く、②反対の歯がのびてくる、③のびた歯が変にあたってくる、④歯の一部がぶつかる、などが起こります。入れ歯をつけることでこれらを防ぎ、見た目が悪くならず、顎関節症も予防します。

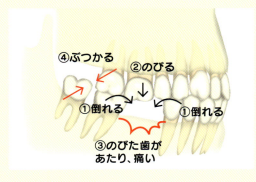

メリット5 残っている歯の負担が減る

- 歯を抜けたままにしておくと、
  ①噛む力が前歯に集中する
  ②噛み合わせが低くなる
  （上あごと下あごの距離が短くなる）
  ③前歯が前方に傾斜する
  などにより残っている歯への負担が大きくなります。

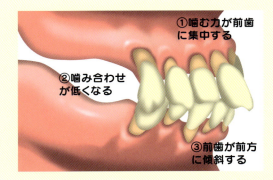

---

column ― 最近増えている顎関節症について ―

- あごの関節周辺（耳の前の部分）に何らかの異常があり、「あごが痛い」「あごが鳴る」「口が開けづらい」などの症状が表れます。
- 原因として、上あごと下あごの噛み合わせの悪さ、ストレス、悪い習慣（くいしばり、片方のみで噛む、頬杖など）があります。

Chapter 6
入れ歯にも限界がある(入れ歯のデメリット)

- 入れ歯を入れることによって噛む機能や見た目を回復できますが、やはり人工の歯ですので、限界があります。ご自分の歯と同じというわけにはいきません。

デメリット 1
はめ外しが必要

- 就寝中は、通常外さなければなりません。ただし、夜間の装着が可能な場合もあります。
- 着脱が可能ということは、清掃がしやすいということでもあります。

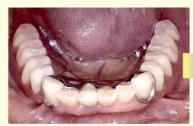
日中は入れ歯をつける

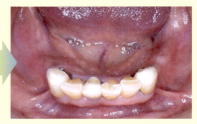
入れ歯を外して就寝

デメリット 2
見た目が悪い場合がある

- 入れ歯の金具(バネ)が見えることがあります。
- 保険ではできませんが、金具が見えにくい入れ歯もあります(13〜15ページ参照)。

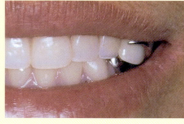
バネが見える

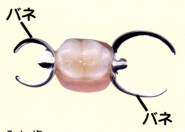
入れ歯

デメリット3

異物感（じゃまな感じ）がある

- 余分な部品があるため、異物感を感じやすいです。
- そのため、ある程度の慣れが必要になります。スムーズに話せるまで2週間ぐらいかかります。
- 保険ではできませんが、違和感の少ない入れ歯もあります。
- 異物感が大きい場合は、ブリッジやインプラントの治療も検討します。

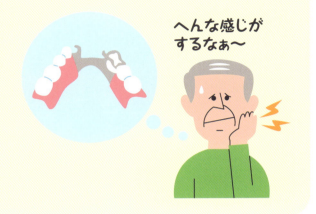

へんな感じがするなぁ〜

デメリット4

使いこなすまで時間がかかる

- 一般的に3ヵ月ぐらいかかります。

デメリット5

自分の歯ほどは噛めない

- ご自分の歯ほど噛めません。そのため、食事の工夫や慣れが必要です。食事については、Part4（51ページ）をご参照ください。
- 噛めずに不具合が大きい場合は、ブリッジやインプラントの治療も検討します。

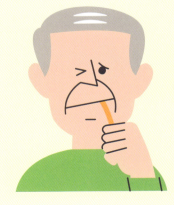

スルメが噛めん！

デメリット6

食後は外して洗浄が必要

- ご自分の歯同様に、きれいに清掃する必要があります。
- 清掃方法については38ページをご参照ください。

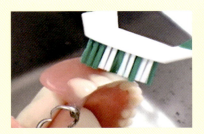
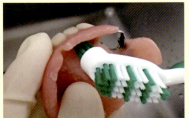

デメリット7

数回、入れ歯の調整が必要

- 入れ歯ができあがった後、調整のために数回来院してもらいます。
- 合わない入れ歯で我慢したり、入れ歯安定剤などでごまかしていると、歯が動いたり歯周病になることがあります。

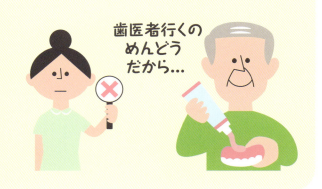

デメリット8

何年か後に、作りなおしが必要

- 入れ歯を入れて終わりではありません。定期健診（3〜6ヵ月ごと）が重要です。
- 定期健診で早めに問題点を発見し、調整していきます。それでも数年使うと劣化するので、作りなおしが必要になります。

Part 2
入れ歯の製作中にお伝えしたいこと

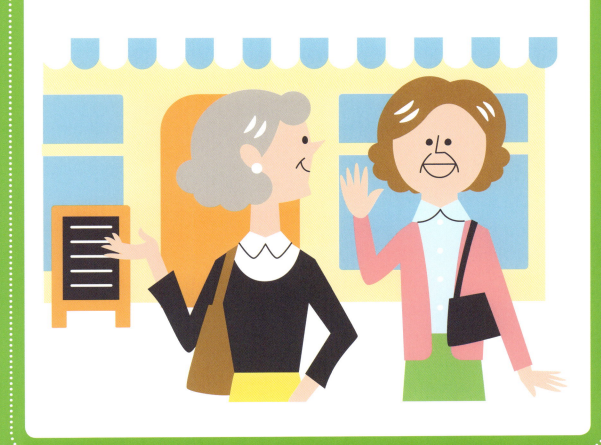

Chapter 7
入れ歯治療の、大きな流れを知っておきましょう

- 総入れ歯を新しく作る際の治療の流れをご紹介します。
- 部分入れ歯や、患者さんのお口の状況などによっては、手順が変わります。

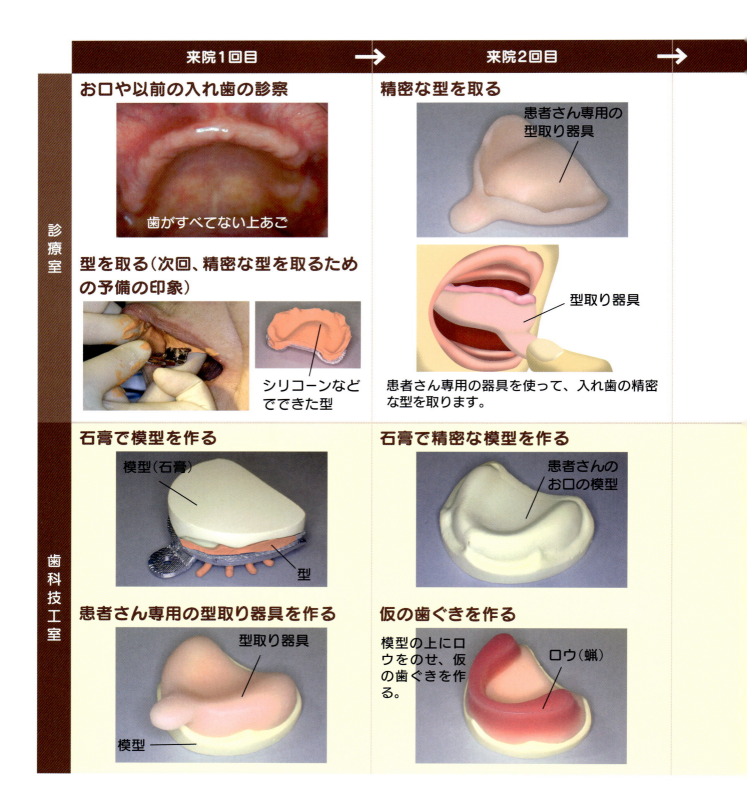

- 新しく作る時は、5～6回来院してもらいます。
- 診療室での作業のほか、歯科技工室での作業があります。

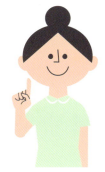
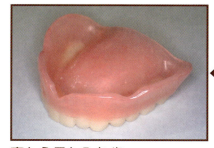

裏から見た入れ歯。

来院3回目 →	来院4回目 →	来院5回目
噛み合わせの確認	**仮の入れ歯を合わせる**	**本物の入れ歯を合わせる**
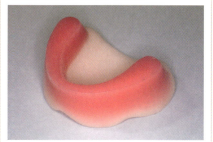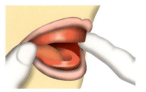仮の歯ぐきを使って、適切な噛み合わせの位置や、前歯の出っ張りを確認します。歯の色や大きさも決めます。	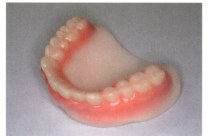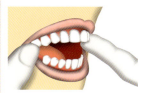仮の入れ歯で、噛み合わせや歯並びを確認します。歯ぐきの色や舌触りなどは、本物の入れ歯とは異なります。	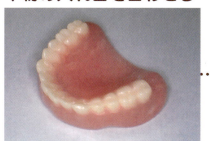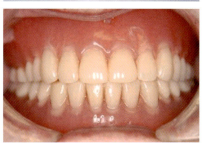装着して、調整します。
仮の入れ歯を作る	**入れ歯の完成**	
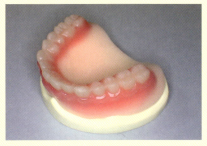ピンクのロウの上に仮の歯を並べて作ります。	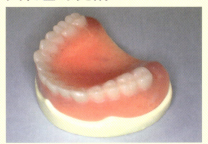患者さんに合うように調整して、ロウの部分をプラスチックや金属などに置き換えます。	完成した後、何回か来院してもらい、お口に合うように調整します。その後、定期健診に入ります。

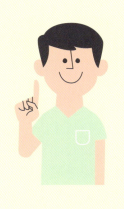

Chapter 8
仮の入れ歯に、本物と同じ状態を期待しないでください

- 入れ歯を作る過程で、仮の入れ歯を作ります。しかし、仮の入れ歯を持って帰っていただくことはできません。
- 仮の入れ歯は、歯並びや入れ歯の形が適切かどうかを確認するためのものです。見た目や装着時に違和感を覚えるかもしれませんが、本物の入れ歯とは違いますので、ご安心ください。

＼仮の入れ歯と本物とでは、こんなにも違います！／

1 歯ぐきの色が不自然

- 仮の入れ歯の歯ぐきは、ローソクのロウ（蝋）でできています。そのため、色が鮮やかすぎます。最終的な入れ歯では、より自然な歯ぐきの色に近づけるよう作ります。

2 土台が厚くて舌触りが悪い

- 仮の入れ歯の土台は、厚くザラザラとしていて違和感を感じると思います。完成品では、薄くてきれいで滑らかになります。

3 お口に密着しない

- ピッタリ合うサイズで仮の入れ歯を作ると、作る過程で模型が壊れてしまいます。そのため、仮の入れ歯は少し緩めに作っています。しかし最後に模型を壊して外すため、完成品ではピッタリ合うものになります。

4 完成時には、金具がつく

- 部分入れ歯では、仮の入れ歯に金具はつきません。完成品では金具がつきます。

5 噛めない

- 噛み合わせは、最終的な入れ歯でも調整していきます。仮の入れ歯は大まかな歯並びの確認用です。

6 痛みがある

- 仮の入れ歯を装着した時に、痛みがあることがあります。これから痛みがないように調整していきます。

写真で見る違い

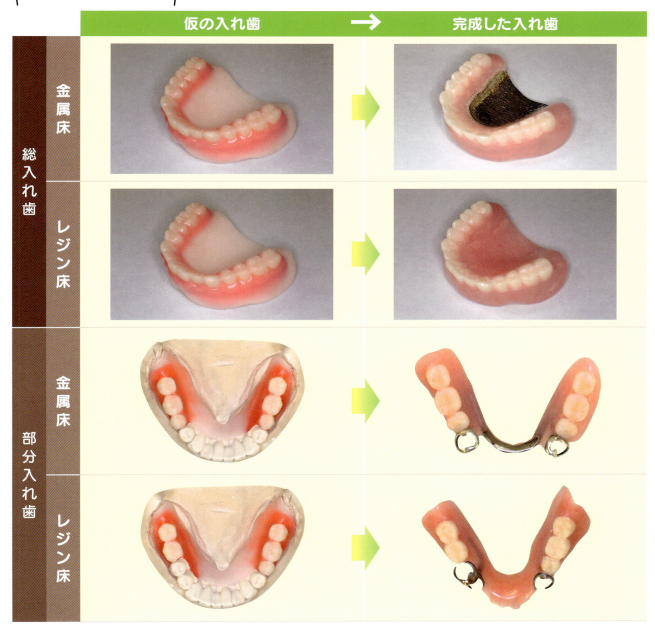

		仮の入れ歯 →	完成した入れ歯
総入れ歯	金属床		
	レジン床		
部分入れ歯	金属床		
	レジン床		

Chapter 9
完成した入れ歯が、すぐにお口に合うとは限りません

- 最終的な入れ歯ができあがっても、すぐにお口に合うわけではありません。
- 入れ歯がお口に合うためには、さまざまな調整が不可欠です。

\ 入れ歯をつけて、噛み合わせの調整・確認をします /

手順 1
すきまやあたっている部分を確認する

- 専用の材料で、すきまの大きさを調べたり、歯ぐきや粘膜に強くあたっているところを調べます。
- すきまやあたっているところには、痛みがでないように専用のクリームなどで精密に調整します。

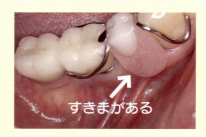
すきまがある

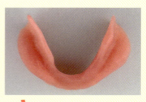
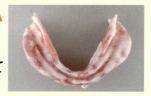
専用のクリームを使って「あたり」を調整する。

手順 2
噛み合わせの検査をする

- 赤と青の紙をお口で噛んでもらいます。
- 何回かカチカチ噛んでもらい、上あごと下あごの歯の接触具合をみます。

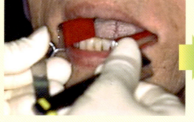
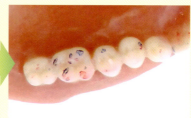

手順 3

見た目としゃべりやすさを確認する

- 鏡を見ていただき、歯並びや見た目を確認します。
- しゃべりやすさを確認します。その際、入れ歯をつけて「桜の花が咲きました」などと言ってもらいます。

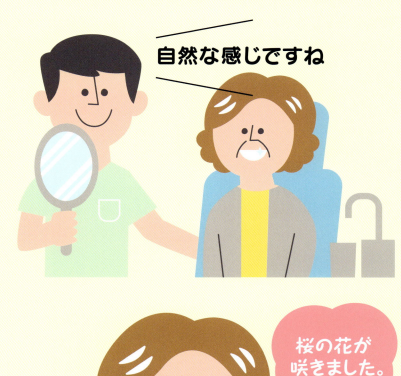

自然な感じですね

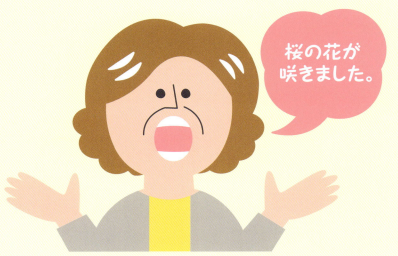

桜の花が咲きました。

Chapter 10
入れ歯の使い方で、最初に知ってほしい重要事項

- 新しい入れ歯ができあがり、うれしい気持ちとともに、「うまく噛めるかな」「見た目はいいかな」「痛くならないかな」など不安な気持ちもあるかもしれません。
- 入れ歯を上手に使うために、最初に知ってほしい大切なポイントを述べます。

重要事項 1
歯ぐきは朝と夜で多少変化する

[起きている時]
- 顔がやせる
- 足がむくむ

[寝ている時]
- 顔がむくむ
- 歯ぐきがむくむ

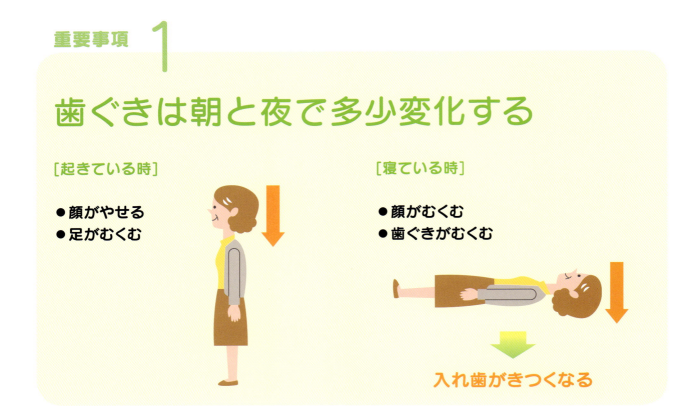

入れ歯がきつくなる

重要事項 2
しばらく入れ歯を使っていると、痛みが出てくる可能性がある

- 上記で紹介したように、入れ歯がきつくなることから、痛みが出ることがあります。1〜2週間ほど使ってみて調整します。

重要事項 3

入れ歯が口になじんでから、さらに精密な噛み合わせの調整を行うと良い場合がある

重要事項 4

どうしても痛い場合は、前の入れ歯を使ってもかまいません

- 前の入れ歯を使っている時は、**次回来院する数日前からは、新しい入れ歯を使ってください**。新しい入れ歯をほとんど使わないで調整をするのは難しいです。
- 初めはしゃべりにくいかもしれませんが、少しずつ慣れてくることが多いです。
- **慣れと調整が大切**ですが、痛いところや不具合があれば予約以外でもお越しください。予約以外の来院の場合、少々お待ちいただくことがあります。

重要事項 5

今日のお食事は軟らかい食べ物から始めて、ゆっくり噛みましょう

- まだ慣れていないため、急いで噛むと、頬や舌を噛むおそれがあります。

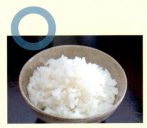
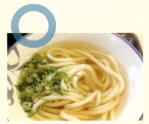
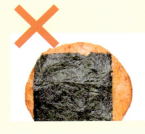
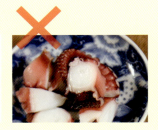

Chapter 11
入れ歯の"着脱"を練習してみましょう

つける時の手順

手順1 入れ歯を湿らせる

- 滑りをよくするためです。

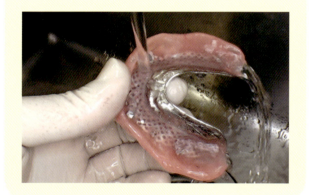

手順2 外れにくい方からつける

- 上あご用と、下あご用の両方の入れ歯がある場合は、下あご用を先につけます。
- 上あご用を先につけると落ちることがあります。
- ただし、上あご用の方が外れにくい時は、先につけると良いでしょう。

手順3 回転させながら入れる

- 唇を傷つけないためです。

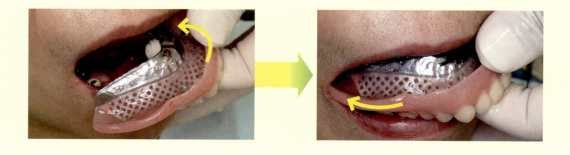

手順 4

唇や頬を挟み込まないようにする

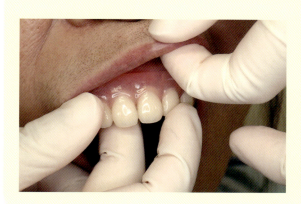
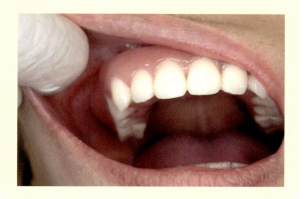

つける時の手順 つづき [部分入れ歯の場合]

手順 5

金具の位置が、だいたいあっていることを確認する

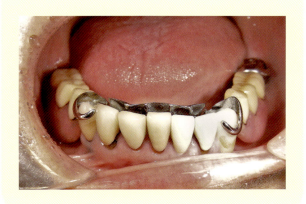

手順 6

指で金具付近を、おさえる

- 噛みしめて入れ歯をつけようとすると壊れることがあります。

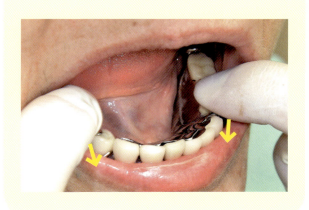

手順 7

軽く噛む

- 適切な位置に入ったかどうかを確認します。

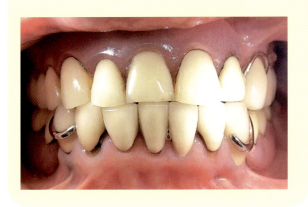

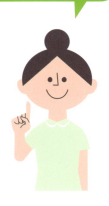

最後にしっかり噛み、問題がないことを確認してください。

外す時の手順［総入れ歯の場合］

手順 1

上あごの前歯を上前方向へまわす

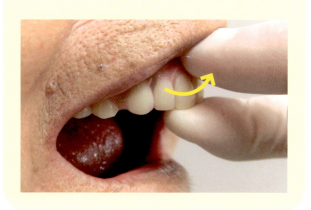

手順 2

下あごの前歯の歯ぐきと唇との間に指を入れ、持ち上げる

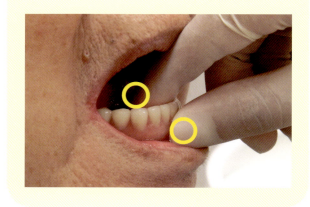

外す時の手順［部分入れ歯の場合］

手順 1
金具に爪をかける

- 入れ歯をまっすぐ持ち上げるためです。

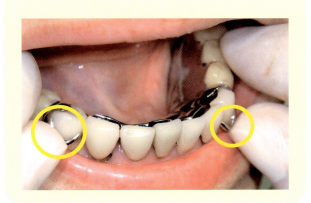

手順 2
金具のかかっている歯を、指でおさえる

- 歯の負担を減らすためにおさえます。

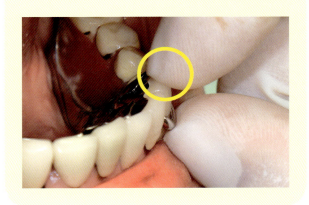

手順 3
指を閉じるようにして外す

- 一部だけ外れた時は、そこばかりを引っ張らないように注意します。

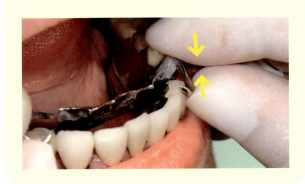

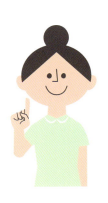

総入れ歯も、部分入れ歯の場合も外した後は、汚れや破損などをよく観察してください。

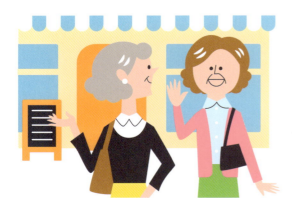

Part 3
入れ歯の手入れと保管方法

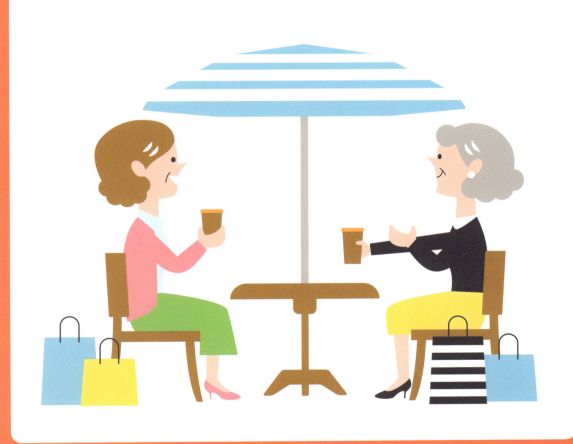

Chapter 12
今までのお手入れ方法をお教えください

- 入れ歯のお手入れがどの程度できるのかを把握するために、以下のアンケートにお答えください。

> **アンケート**
> **現在、または過去に使用の入れ歯について、以下の質問にお答えください。**

Q1 入れ歯をいつ装着していますか？
❶1日中装着している
❷食事の時のみ装着している
❸外出する時だけ装着している
❹その他（　　　　　　）

Q2 夜寝る時に入れ歯をどのようにしていますか？
❶毎日外して寝る
❷時々外して寝る
❸毎日装着したまま寝る
❹その他（　　　　　　）

Q3 外した入れ歯はどのようにしていますか？
❶水に浸ける
❷入れ歯洗浄剤を入れた水に浸ける
❸外してそのままにしておく
❹その他（　　　　　　）

Q4 どのようにして入れ歯を洗っていますか？
［歯磨き粉］
❶一般の歯磨き粉
❷入れ歯専用
❸使わない
❹その他（　　　　　　）
［ブラシ］
❶歯ブラシ
❷入れ歯専用
❸使わない
❹その他（　　　　　　）

Q5 入れ歯洗浄剤について
❶毎日使っている
（商品名：　　　　　　　　）
❷時々使っている（　日に1回）
（商品名：　　　　　　　　）
❸まったく使っていない
❹その他（　　　　　　）

Q6 入れ歯安定剤について
❶常に使っている
（商品名：　　　　　　　　）
❷時々使っている
（商品名：　　　　　　　　）
❸まったく使っていない
❹その他（　　　　　　）

Q7 ご家族は、あなたが入れ歯を装着していることを知っていますか？
❶知っている
❷たぶん知っていると思う
❸知らない

ご協力ありがとうございました。

Chapter 13
なぜお手入れは重要？

入れ歯の汚れは何かご存じですか？

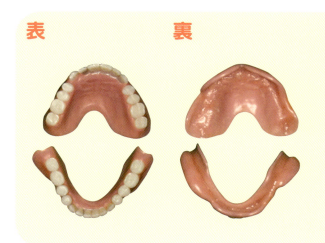
表　裏

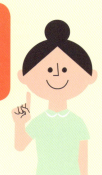

一見きれいな入れ歯も、汚れを可視化する特殊な薬液につけてみると……

広い範囲で汚れていることもあります。

↓ 特殊な薬液をつけると

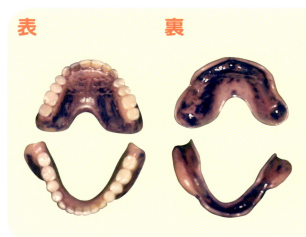
表　裏

- これは、単なる食べカスではありません。食べカスを栄養にして増えた「カビ」です。
- カビをそのままにしておくと、入れ歯の形にそって歯ぐきなどが赤くなり、ひどくなるとただれてきます。
- さらに、体が弱ると夜間に気管を通って肺に入り、肺炎を生じることがあります（誤嚥性肺炎）。

❗ 入れ歯の形にそって粘膜が赤い

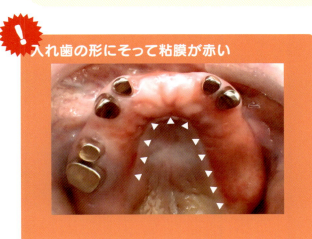

手入れの基本はこの2つ！

❶ ブラシによるこすり洗い
⇒食べカスとカビを落とす
❷ 薬剤による洗浄
⇒見えないカビを落とす

Chapter 14
入れ歯の清掃―❶ブラッシング―

ポイント 1
毎食後、入れ歯用ブラシで磨く

- 入れ歯用ブラシは、毛先が長く、バネの裏など細部を清掃しやすいブラシです。
- 入れ歯用ブラシを使って水洗いをします。そうすることで、表面のネバネバした細菌を除去します。

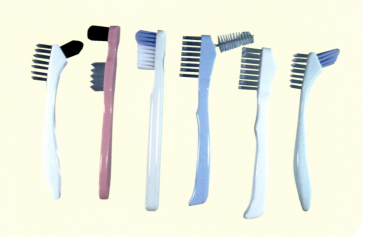

ポイント 2
入れ歯用歯磨き粉を使って磨く

- 入れ歯用歯磨き粉を使うと、よりきれいになります。
- 歯を磨く歯磨き粉には、研磨剤が入っています。歯磨き粉で入れ歯を磨くと、表面がすり減ってしまうので使いません。
- 滑って入れ歯を落とさないように注意深く磨きます。

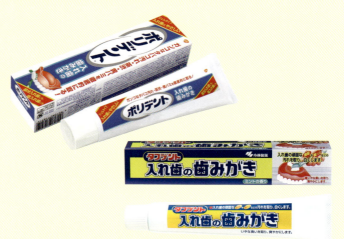

ポイント 3
水を張った洗面器やザルの上で洗う

- ブラッシング中に入れ歯を落として破損させないためです。

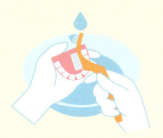
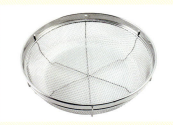

ポイント 4
歯ぐきにあたる面を特にきれいに洗う

- 特に歯ぐきがあたる面には、深く凹んだところがあります。汚れがたまりやすく、磨きにくいので特に注意して磨きます。

歯ぐきがあたらない面　　歯ぐきがあたる面

磨きにくいところ

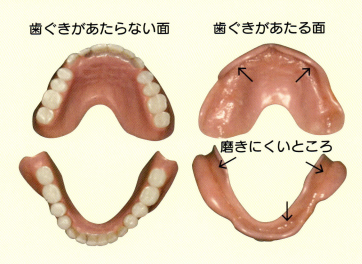

ポイント 5
金具の内側も磨く

- 金具の内側は汚れがつきやすいです。この部分も忘れずに磨きましょう。

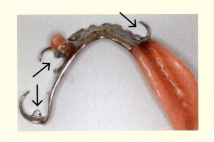

Chapter 15
入れ歯の清掃―❷入れ歯洗浄剤―

入れ歯洗浄剤の使用手順

| 就寝中に入れ歯を外す方 → **就寝前に**次の手順で行います。 | 就寝中に入れ歯を使う方 → **入浴前に**次の手順で行います。 |

1 入れ歯用ブラシで、十分にブラッシングをして汚れを落とす

2 入れ歯用ケースに、入れ歯を入れる

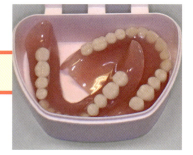

3 入れ歯が浸かるまで、ぬるま湯(40度以下)を入れる

4 入れ歯洗浄剤1錠を入れ、発泡させる

部分入れ歯用(金属を変色させにくい)や着色除去、歯石除去に優れた製品など、さまざまなものがあります。

5 起床後(入浴後)に入れ歯を取り出す

6 水でよくすすぎ、残った洗浄液は捨てる

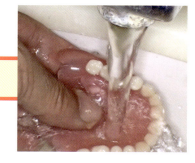

Chapter 16
入れ歯の保管方法のポイント

使わない時は専用のケースに入れる

入れ歯保管の5つの原則

- 入れ歯をなくさない
- 入れ歯を守る（壊さない）
- 入れ歯を乾かさない
- 入れ歯洗浄剤を使う
- 入れ歯を他人にわからせない

- 入れ歯用ケースを使います。
- 入れ歯用ケースに入れることで、**紛失を防ぐ**ことができます。
- 入れ歯洗浄剤を使用する時に、入れ歯用ケースでは入れ歯全体が十分に液に浸かる設計になっており、**入れ歯の乾燥を防ぎます**。
- 大きい入れ歯の場合は、入れ歯用ケースでも、うまく入らない場合もあります。

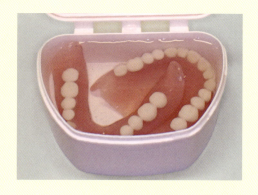

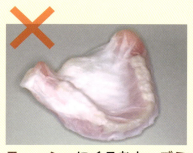

ティッシュにくるむと、ゴミと間違えやすい。また壊しやすい。さらに、入れ歯が乾くと変形したり、汚れがこびりつく。

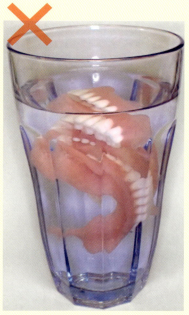

コップでは、他人に入れ歯を見られてしまう。また、入れ歯洗浄液に浸す際に、適切な水分量よりも多くの水が必要となる。

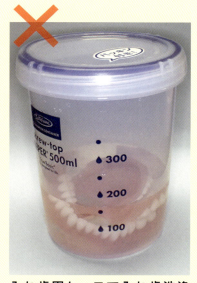

入れ歯用ケースで入れ歯洗浄剤を使用する場合は100mlの水が必要であるが（洗浄剤によって異なる）、写真のような容器だと150mlの水が必要となり、入れ歯洗浄剤が薄まる。

Chapter 17
自分の歯の清掃（部分入れ歯使用の方のお口の清掃）

- 部分入れ歯をご使用の方は、今あるご自分の歯をしっかりと清掃をして、これ以上歯を失わないようにしていきましょう。
- 入れ歯を装着した時の金具の周りは、食べカスが溜まりやすいです。金具が接している歯にも食べカスが溜まります。
- 食べカスなどの汚れを放置すると、歯周病やむし歯になります。ひいては抜歯となってしまいます。歯がなくなれば、入れ歯の作りなおしが必要になります。
- 今あるご自分の歯は、入れ歯を使って安定した咀嚼をするうえで非常に大切です。

1 汚れがつきやすいところの歯磨き

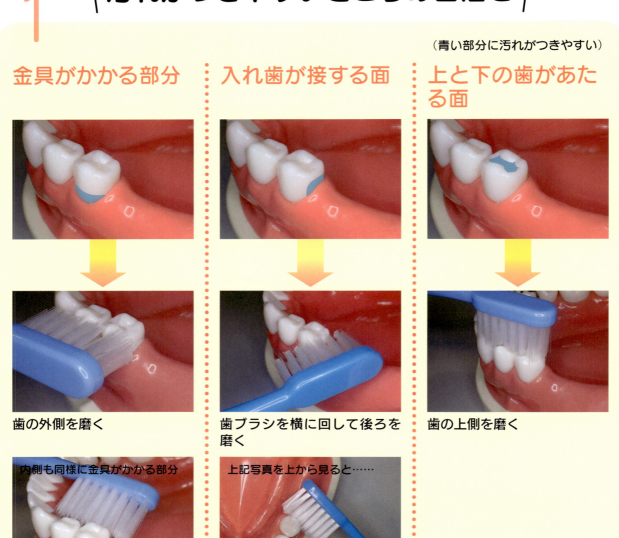

（青い部分に汚れがつきやすい）

金具がかかる部分	入れ歯が接する面	上と下の歯があたる面
歯の外側を磨く	歯ブラシを横に回して後ろを磨く	歯の上側を磨く
内側も同様に金具がかかる部分	上記写真を上から見ると……	

2 歯の根だけが残っている場合

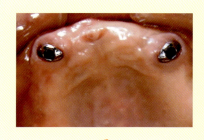

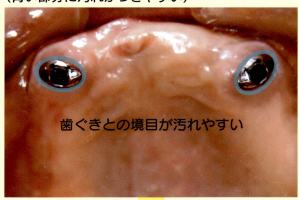

（青い部分に汚れがつきやすい）

歯ぐきとの境目が汚れやすい

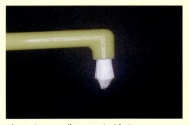

先の細いブラシを使う

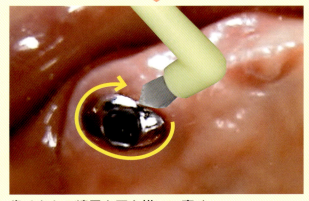

歯ぐきとの境目を円を描いて磨く

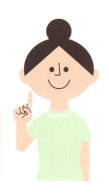

ここで取り上げていない歯についても、今まで以上に丁寧に磨きましょう！

Chapter 18
夜間の装着について

- 就寝時は入れ歯を外すのが一般的です。
- ただし、歯科医師の指導により就寝時も使うことがあります。ご相談ください。

なぜ就寝中は入れ歯を外すのでしょう？

- 歯ぐきを休めるため
（歯ぐきにくい込んだ跡を元に戻すため）
- 入れ歯洗浄剤を使うため（1〜2時間浸ける）
- 金具のかかる歯をきれいに保つため
（就寝時は唾液が減るため、むし歯や歯周病になりやすい）
- 誤って入れ歯を飲み込むのを防ぐため
（小さな外れやすい入れ歯は危険）

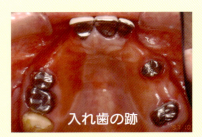
入れ歯の跡

どんな人が就寝中に装着するのでしょう？

- 家族に歯がない姿を見せたくない人
- 咬み合わせを安定させたい人（一部の歯だけに負担がかかるのを防ぐ）
- あごの負担を軽減させたい人（入れ歯がないとあごの位置が定まらず、あごの関節に負担がかかる）
- 揺れている歯の保護が必要な人（入れ歯を入れると、揺れが小さくできることがある）
- 反対の歯ぐきに歯がくい込むのを防ぐ必要がある人
- 避難時のために（就寝中に災害が起きても安心）

入れ歯がないと上の歯が下の歯ぐきにくい込む

夜間入れ歯を装着する時の注意点
- 食後は必ず入れ歯を洗い、歯を磨きます。
- 毎日、入浴中などに、入れ歯洗浄剤に10分は浸けます。
- 歯ぐきや歯が傷んでいないか、定期的なチェック（2〜3ヵ月に1回）を受けます。
- 痛み（特に起床時）が出たら、入れ歯の夜間使用は止めて、歯科医院を受診します。
- 場合によっては、日中に外して歯ぐきを休める時間を作ります。

注意点が守れないと、夜間に入れ歯は使用できません。

Chapter 19
入れ歯のお手入れ　まるわかりシート

毎日のお手入れ　3つのSTEP

STEP 1 毎食後に磨きます

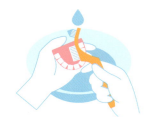

❶入れ歯用ブラシで、入れ歯全体を磨いてください。
❷特に入れ歯の歯と歯の間や、歯ぐきにあたる面には汚れが残りやすいので注意して磨いてください。
❸入れ歯を落とすと、割れる原因となります。水を満たした洗面器の上で磨いてください。
❹入れ歯用歯磨き粉以外は使用しないでください。歯磨き粉を使うと入れ歯が傷ついてしまいます。
❺入れ歯は熱湯で消毒しないでください。60℃以上のお湯に入れると変形する原因となります。

STEP 2 入れ歯洗浄剤を使用します

❶入れ歯用ケースに、入れ歯とぬるま湯（40度以下、入れ歯が浸かるまで）を入れます。
❷入れ歯洗浄剤1錠を入れ、発泡させます。

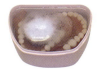

あなたの場合	頻度は？…… □毎日　□2〜3日に1回　□その他（　　　）
あなたの場合	いつ？……… □就寝前　□入浴前　□その他（　　　）
あなたの場合	何分？……… □就寝中　□約20分　□その他（　　　）

STEP 3 就寝時について

| あなたの場合 | □ 外して就寝する | □ 装着したまま就寝する |

外して就寝する
❶歯ぐきを安静にするため、夜は入れ歯を外してお休みください。
❷入れ歯を乾燥させると変形する原因となります。夜間外した入れ歯は、入れ歯用ケースで洗浄剤または水を入れて保管してください。
❸残っている歯をきれいに磨きます。歯がない方は、ブクブクうがいをします。

装着したまま就寝する
❶残っている歯をきれいに磨きます。歯がない方は、ブクブクうがいをします。
❷入浴後、入れ歯をよくゆすいでお口に入れます。
❸歯ぐきに痛みが出る場合は、就寝時の装着は中断し、担当医に相談してください。

その他
● 入れ歯を装着する時は、**入れ歯をよくゆすいでから**お口に入れてください。
● **入れ歯安定剤は、不潔になるので使わない方が良い**です。ただし**使用したい場合は、必ず担当歯科医師にご相談ください。**

Chapter 20
入れ歯の清掃・保管で、やってはいけないこと

NG! 1
熱湯消毒

- 熱湯消毒（40度以上）すると、入れ歯が変形・変質します。

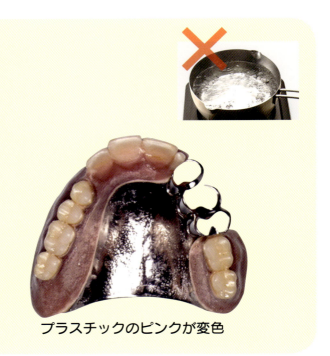

プラスチックのピンクが変色

NG! 2
歯磨き粉による洗浄

- 歯磨き粉には研磨材が含まれています。この研磨材が入れ歯に細かい傷を作ってしまいます。
- 入れ歯に傷ができれば、汚れがつきやすく着色もしやすくなります。

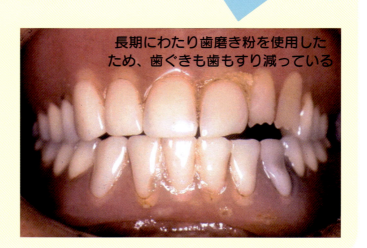

長期にわたり歯磨き粉を使用したため、歯ぐきも歯もすり減っている

NG! 3 落下

- 清掃中の入れ歯は滑りやすいため、取り扱いには注意が必要です。
- 入れ歯を洗う際には、洗面器などに水を張り、その上で洗うことで入れ歯の破損を予防することができます。

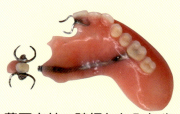

落下させ、破損した入れ歯

NG! 4 乾燥

- 入れ歯は乾燥すると、プラスチック内の水分が蒸発し、劣化します。常に湿らせた状態で保管しましょう。
- 入れ歯用ケースは必須です。

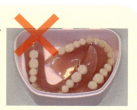

洗浄剤が入っていないケース

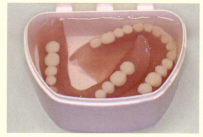

NG! 5 ティッシュで保管

- 外した時に、汚れているからとティッシュに包んでしまう方もいます。ゴミと間違えて捨てられたり、つぶれて壊れたりする場合もあります。

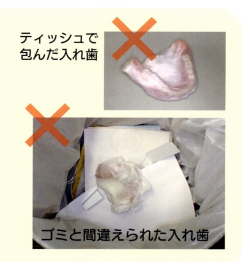

ティッシュで包んだ入れ歯

ゴミと間違えられた入れ歯

Chapter21
入れ歯安定剤は、歯科医師の指示に従って使いましょう

- 入れ歯安定剤を使用する時は、必ず歯科医師にご相談ください。
- 入れ歯安定剤にもいくつか種類があります。

どんな場合に安定剤を使うのでしょう？

- 入れ歯のがたつきを改善したい
- 入れ歯と歯ぐきの間に食物が入るのを防ぎたい
- 入れ歯の使用時の痛みを軽減させたい
- 噛むことに対する自信の回復や快適性がほしい
- お口が乾燥しているため、入れ歯と歯ぐきの接着力を高めたい

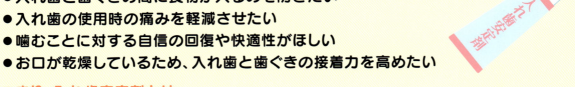

つまり、入れ歯安定剤とは……

**でき上がった入れ歯の装着を、さらに良くするためのものです。
合わない入れ歯をごまかすためのものではありません。**

安定剤の使用には、注意が必要です！

- 入れ歯安定剤を使用していることを、歯科医院側へ正直にお伝えください。
- 入れ歯安定剤によって状態が良くなるのか、どのタイプの安定剤が適しているのか、歯科医師に確認してください。
- 安定剤によって使用法は異なります。正しい方法を歯科医師に聞いてください。

- 必ず**定期健診**を受けてください。
- どの安定剤も**使用後は、必ず清掃**が必要です。
- お口の中に残った材料は、ガーゼやティッシュペーパーで拭き取ります。
- 入れ歯に残っている場合は、拭き取り後、ブラシなどできれいにします。

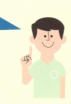

こんな弊害が起きることもあるので、注意して使用します。

- ☐ 長期に使用すると、歯ぐきに炎症を起こすことがある
- ☐ 入れ歯安定剤を使って不適切な位置で入れ歯を使用していると、あごの骨が吸収してくることがある
- ☐ 残っている歯がむし歯や歯周病になることがある
- ☐ 唾液が出る管を塞いでしまうことがある

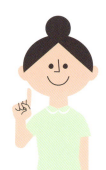
入れ歯安定剤にはさまざまなタイプがあります。

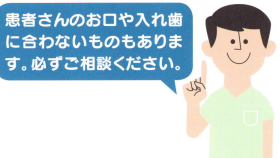
患者さんのお口や入れ歯に合わないものもあります。必ずご相談ください。

○……他よりも優れている　　△……普通　　×……他よりも劣る

形状	クッション	シール(テープ)	パウダー	クリーム
作用	すきまを埋める	唾液と混じって粘着する		
適応	すきまがある時	入れ歯が外れやすい時		
使えない場合	金属の入れ歯	すきまが大きい時		
使いやすさ	× 難しい	○ 簡単	△ やや簡単	△ やや簡単
粘着力	× 少ない	△ やや強い	△ やや強い	○ 強い
不快感	× あり	△ ややあり	○ 少ない	× あり
入れ歯の清掃	△ やや難しい	× 難しい	○ やや簡単	× 難しい
口の中に	○ 残らない	× 残る	△ やや残る	× 残る
痛み	○ 和らぐ	△ やや和らぐ	△ やや和らぐ	△ やや和らぐ
すきま	○ 塞ぐ	× 塞がない	× 塞がない	△ やや塞ぐ
交換	○ 2～3日（洗える）	× 食事ごと	× 食事ごと	× 食事ごと

Chapter 22
定期健診にお越しください

- 特になにもなくても、3～6ヵ月に1度は、健診を受けましょう。
- むし歯、歯周病、入れ歯の土台の歯ぐきの減り、入れ歯のひび、入れ歯の歯のすり減りなど、気づかないうちにトラブルを抱えていることがあります。定期健診で早めに対応することが大切です。
- 定期健診では、残っている歯や入れ歯のケアを行います。メンテナンスをすることで長く使えるようにします。

＼ 入れ歯のトラブル ／

入れ歯のすり減り
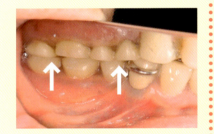

入れ歯と歯ぐきのすきま
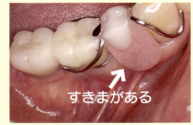
すきまがある

入れ歯のヒビ
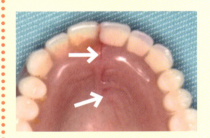

付着物
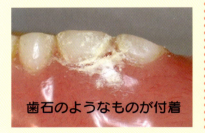
歯石のようなものが付着

入れ歯の着色
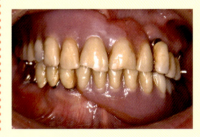

金具の変色（黒変）
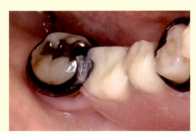

＼ お口のトラブル ／

むし歯
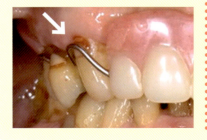

歯周病
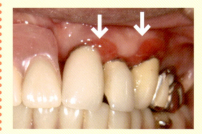

歯の破折
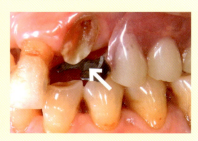

Part 4
入れ歯での お食事のしかた

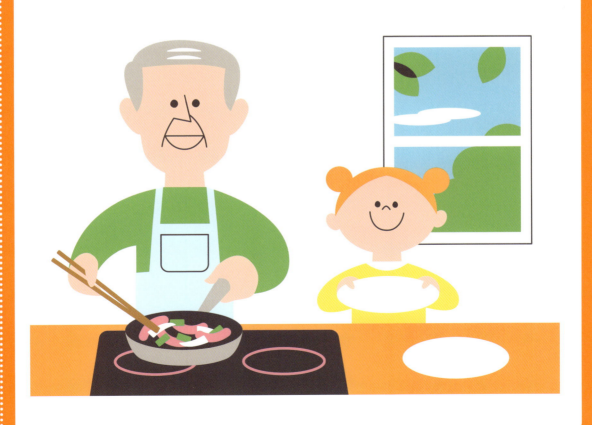

Chapter 23
入れ歯でお食事する際に注意したい食品と食べ方

注意食品 1
硬い食べ物（硬いせんべいなど）

- 噛む力が必要なので、入れ歯を支える歯や歯ぐきなどに痛みが生じやすいです。
- 軟らかい物から食べ始めましょう。

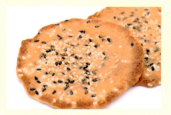
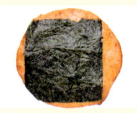

注意食品 2
弾力のある食べ物（タコなど）

- 入れ歯では強い力が出ないので、噛みにくいです。
- 弾力のある食べ物は、軟らかく調理するか、たたく・隠し包丁を入れるなどの工夫をしましょう。

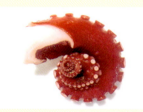
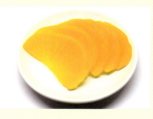

注意食品 3
大きな食品

- お口を大きく開けると、入れ歯がかたついたり外れたりしやすいです。
- 小さく切るなどの工夫をしましょう。
- 入れ歯の調整によって、食べやすくなることもあります。

注意食品 4

前歯で噛む食品（ステーキ、リンゴの丸かじりなど）

- 前歯で噛むと、上の入れ歯が外れやすいです。
- 噛み切りやすい硬さに煮たり、小さく切る（割る）、少し横で噛む、下から上に持ち上げて噛む（下記参照）など、調理法や食べ方を工夫します。

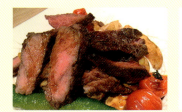
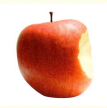

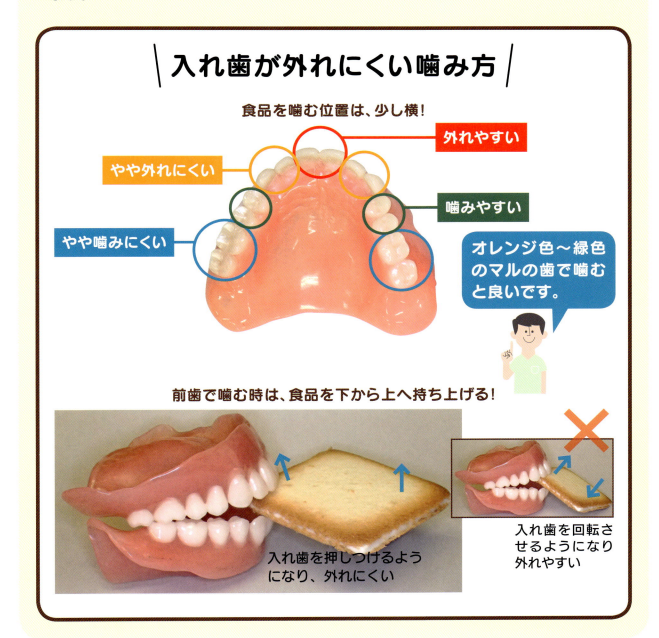

Part4 ■ 入れ歯でのお食事のしかた

注意食品 5

粘りが強い食べ物（ガムやもちなど）

- お口の中が乾燥した状態だとよりくっつきやすいです。
- 食前に水・お茶でお口を湿らせると良いです。ガムでも「入れ歯用」のくっつきにくい物もあります。

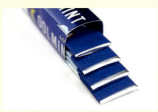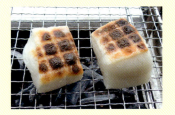

注意食品 6

細かいつぶのある食品（イチゴ、ごまなど）

- 入れ歯と歯ぐきのすきまに入ると痛いです。
- 入れ歯ががたつくと、よりいっそう、すきまに入りやすくなります。
- いりごまは、練りごまを使うなどの工夫をします。
- 入れ歯の調整によって、食べやすくなることもあります。

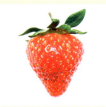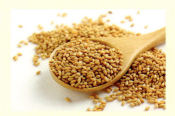

注意食品 7

パサパサした食品（さつまいも、ゆでたまごなど）

- まとまりにくいので、飲み込みにくいです。
- 水やお茶で湿らせたり、とろみを活用するのも良いでしょう。
- よく噛むと唾液が増えて、飲み込みやすくなります。

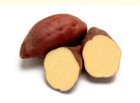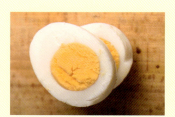

注意食品 8

熱い食品（日本茶、スープなど）

- 大きな入れ歯だと温度を感じにくいので、喉をやけどしそうになります。
- 冷ましてゆっくり食べるよう心がけます。
- 金属を使った入れ歯は熱を伝えやすいので、温度を感じやすいです。気になる方はご相談ください。

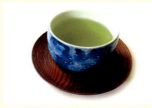

保険の入れ歯	保険外の入れ歯
プラスチック製 厚さ 3mm	金属製 厚さ 0.8mm

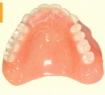 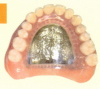

注意食品 9

小骨のある食品（魚など）

- 入れ歯では、小骨を感じにくいため、喉に刺さりやすいです。
- 調理時に取り去るようにしましょう。

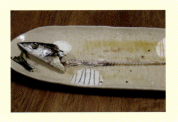

注意食品 10

薄い食品（わかめ、葉野菜など）

- 薄いと奥歯で噛みにくいです。
- あらかじめ小さく切っておいたり、巻くなど、調理法を工夫します。
- 入れ歯の調整によって、食べやすくなることもあります。

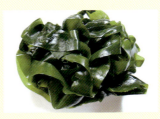 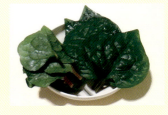

Chapter 24
入れ歯で食べやすくするための調理法

- 入れ歯では、食べるのが難しい食材がたくさんあると思われるかもしれませんが、**工夫とコツで食べやすくなります。**
- 好物を召し上がり、お食事を楽しんでいただくことが人生を楽しむために大切です。
- 家族みんなでおいしく楽しくお食事をしていただくために、調理法の工夫をご紹介します。

下ごしらえの工夫

生肉は軟らかくする

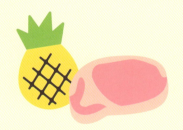

生姜や生のパイナップル、キウイなどはタンパク質を分解する酵素を含んでいる。すりおろしたものに生肉を漬けておくと軟らかくなる。

隠し包丁

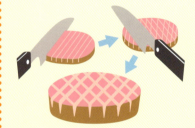

かのこ切り

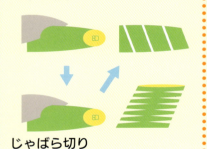

じゃばら切り

麺類は短く折る

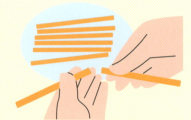

5cmぐらいに短く折ってからゆでる。

とろみの活用

片栗粉などを上手に使うと良いでしょう。
1. 煮汁や汁物にとろみをつける
2. あんかけにする
3. 薄く小さく切った肉や魚に片栗粉をまぶして茹でる
（口の中で食材がまとまりやすくなり嚥下しやすくなる）
また、とろみや粘りのある食材を使うのも良いです。

とろみ・粘りのある食材
山芋、れんこんのすりおろし、よくたたいたオクラ、モロヘイヤ、納豆、つぶした芋、カボチャ、卵（つなぎとして）など

料理別工夫の例

煮物

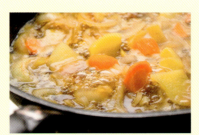

煮汁を多めにし、とろみをつける。肉じゃがのじゃがいものようなパサパサしたものは汁と一緒に食べる。

チャーハン

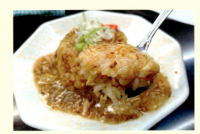

パラパラのチャーハンは食べにくいので、あんかけチャーハンにすると良い。

漬物

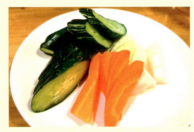

薄すぎると噛み切りにくいので、厚めに切って隠し包丁を入れたり、葉物は巻いて厚みを出すのも良い。食べにくければ、しば漬けやタクアンをみじん切りにしてごはんにまぜるのも良い。

豚カツ

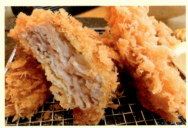

薄切り肉を重ねる（ミルフィーユ豚カツ）と良い。また、ひき肉にしてメンチカツにしたりする。

低栄養を予防しましょう！

「低栄養」とは食欲の低下や食事が食べにくいなどの理由からだんだん食事量が減り、身体を動かすために必要なエネルギーや筋肉、皮膚、内臓などをつくるタンパク質が不足した状態のことを言います。

低栄養の原因はさまざまです。生活環境、年齢にともなう機能の低下、精神的要因など1つないし複数の要因が重なって食欲低下や食事摂取量の減少、偏った食事になります。食事量が減れば体力もなくなるため、活動量も減り食欲低下となり、結果的に低栄養を招く悪循環になります。また、食事量が減ると同時に水分の摂取量も減るため脱水症状がみられることもあります。

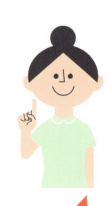

バランスよく食べられるように、工夫していきましょう。

Chapter 25
チェックしてみよう！ 入れ歯での食事のしやすさ

- 食品により、食べやすさは異なります。
- チェックリストを使って、何が食べやすいのか確認してみましょう。

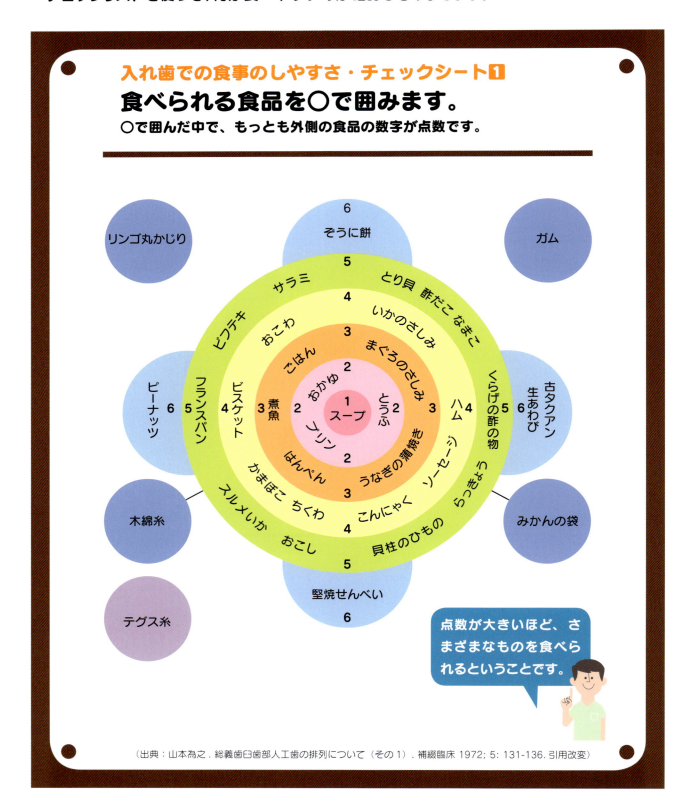

入れ歯での食事のしやすさ・チェックシート❷

❶普通に食べられる食品に〇、工夫すると食べられる食品に△、食べられない食品に×をつけ、〇の数を数えます。
❷「〇の数×5」で計算します。最高点は 100 点です。

とうふ	ごはん	うどん	プリン	↑ 噛みやすい
レタス	エビのてんぷら	きゅうり	焼きもち	
軟らかいステーキ	タクアン	酢だこ	硬いビスケット	
おこし	硬いせんべい	とり貝	古いタクアン	
スルメ	ガム	リンゴ丸かじり	木綿糸を切る	↓ 噛みにくい

50点以上であれば、総入れ歯としての機能は良好です！

あなたのスコアです

あなたの〇の数 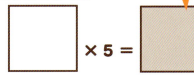 ×5＝ 点

（出典：佐藤裕二，他．総義歯装着者の食品摂取状況．補綴誌 1988; 32: 774-779.）

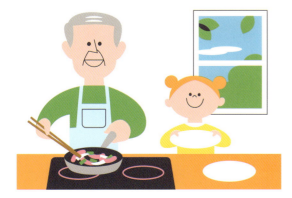

Part 5
入れ歯やお口のトラブル こんな時どうする？

調子の良かった入れ歯も、時間経過とともに、噛み合わせや、
歯ぐき、骨の形が変わり、入れ歯が合わなくなってきます。
また、入れ歯だけでなく歯ぐきや舌にもトラブルが起きることもあります。
入れ歯の調整やお口のチェックのために、
定期的に歯科医院に行き、何かトラブルが起きた時は
すぐに歯科医院を受診しましょう。

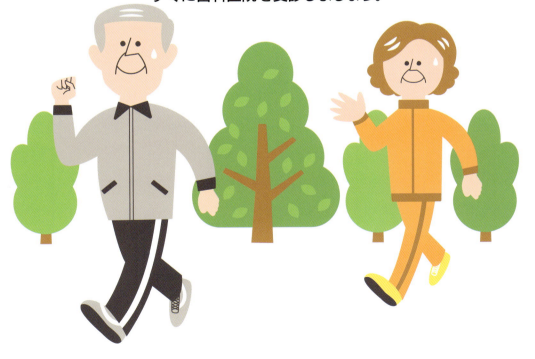

トラブル❶ 入れ歯が外れやすい・入れ歯が浮く

歯科医院を受診してください

来院までに、自分でできる対処法

原因 お口の中が乾燥している
外れやすいだけではなく、ヒリヒリと痛みがともなうこともあります。

対処法
❶こまめに水分を摂取して唾液のできる量を増やす
❷唾液腺のマッサージで唾液の出る量を増やす

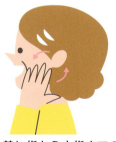 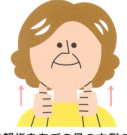 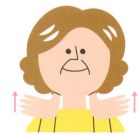

①人差し指から小指までの4本の指を頬にあて、上の奥歯のあたりを、後ろから前に向かって回します。（10回）

②親指をあごの骨の内側の軟らかい部分にあて、耳の下からあごの下まで5ヵ所程度順番に押します。（5回）

③両手の親指をそろえ、あごの真下から手を突き上げるようにゆっくりとぐーっと押します。（10回）

❸お口の体操で唾液の出る量を増やす

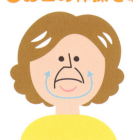 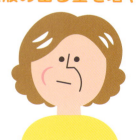 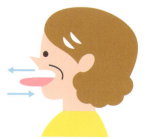 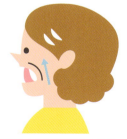

唇の内側を舌でなめるように回します。

舌で左右の頬を押します。

舌をできるだけ前方に出します。

舌で上あごを押します。

❹人工唾液を使って、口の乾きを防止する（含嗽剤、リキッド、ジェルなどのタイプがある）
❺部屋の中の湿度を調整する（エアコンの調整と加湿器の設置など）
❻マスクをする

原因	**粘着性の食品摂取**
	おもち、ガム、キャラメルなどを食べてばかりいると、入れ歯が外れやすくなることがあります。

対処法	❶なるべく摂取しない
	❷あらかじめ、口の中を湿らせてから摂取する

原因	**大きく口を開ける**
	口の周りの筋肉が緊張し、外れやすくなります。

対処法	**大きく口を開けるのは避ける**

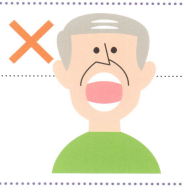

原因	**前歯で大きな食べ物をかじる**
	入れ歯が転覆し、落ちやすくなります。

対処法	**少し横の歯でかじるようにする**

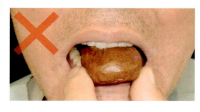 前歯でかじると外れやすい

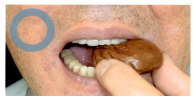 横の歯でかじる

原因	**口を開ける時に舌を後ろに下げている**
	入れ歯の縁にすきまができ、浮き上がりやすくなります。

対処法	**前歯の裏に舌を乗せて口を開ける**

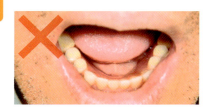 舌を後退させて開けると、外れやすい

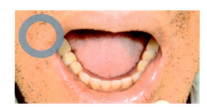 前歯の裏に舌を乗せて開ける

 入れ歯安定剤を使用することもありますが、その場合は、歯科医師と一緒に検討します。

トラブル❷
唇や頰を嚙んでしまう

歯科医院を受診してください

来院までに、自分でできる対処法

原因
- 入れ歯の人工の歯の位置関係により、唇や頰を嚙みやすい状態になっている
- 長いこと嚙み合う歯がなかったため、唇や頰がたるんでいる

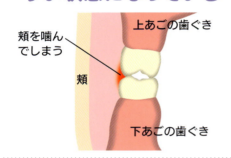

頰を嚙んでしまう / 上あごの歯ぐき / 頰 / 下あごの歯ぐき

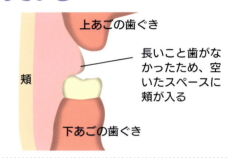

上あごの歯ぐき / 長いこと歯がなかったため、空いたスペースに頰が入る / 頰 / 下あごの歯ぐき

対処法
❶ 新しい入れ歯の時は、硬い物は食べずに軟らかい物から食べ始める
❷ 一口の量を少なくして食べる
❸ ゆっくりと食べる

歯科医院での対処法

入れ歯の嚙み合わせを調整します。

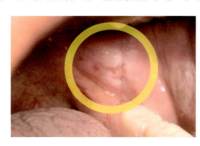

入れ歯で頰を嚙んだ跡がある

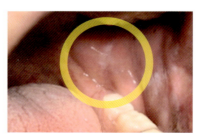

入れ歯の調整により、頰の症状が改善している

トラブル3
入れ歯を支える歯が動いてきた

歯科医院を受診してください

来院までに、自分でできる対処法

原因

● 歯周病の進行   ● 歯の根が折れた

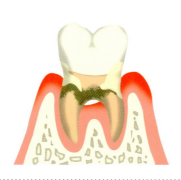 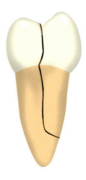

対処法

❶ 揺れている歯は、いつも以上に丁寧に歯磨きをする
❷ 硬い物は噛まないようにする
❸ 歯の保護のために、就寝時に入れ歯をつける（歯科医師の指示で）

歯科医院での対処法

- 歯周病が原因の場合は、隣の揺れていない歯と固定したり、歯周病の治療（ブラッシング、歯石取り）を行います。また、入れ歯の調整や修理、作りなおしをします。
- 歯の根が折れた場合は、歯を抜いて、入れ歯を修理します。

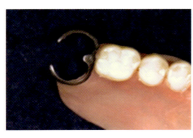

歯周病により、入れ歯を支える歯を失った

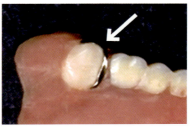

既存の入れ歯に人工の歯を足した

トラブル 4

飲み込みにくい

歯科医院または耳鼻咽喉科＊にご相談ください

＊飲み込み（嚥下）に関して専門知識があればどちらでもかまいません。

来院までに、自分でできること

対処法

❶薬、食べ物、水など、飲み込みにくいものは何か、いつから飲み込みにくいのか、メモしておく

❷食品の工夫をして食べる
水などのサラサラした液体や、乾いてパサパサした食品は特に飲み込みにくいです。
とろみをつけると飲み込みやすくなることがあります。

❸体位などの食事方法を工夫して食べる
あごを上げて上を向いて飲み込むと、むせやすい場合があります。
あごを引いて、やや下を向くと飲み込みやすい場合があります。

！お薬手帳やかかりつけ医の診察券などを持って、受診されることをお勧めします。

飲み込みにくくなる原因はさまざまです。素人判断せずに専門医に相談しましょう。歯科医師か耳鼻咽喉科になりますが、飲み込み（嚥下）に関して専門知識があればどちらでもかまいません。

飲み込む機能を自分でチェックしてみましょう！

チェック① 以下の質問に該当する場合は、飲み込み機能の低下の可能性があります。

☐ 液体を飲み込む時に努力が必要
☐ 固形物を飲み込む時に努力が必要
☐ 食べる時にむせることがある
☐ 飲み込むことが苦痛である

チェック② 簡単にセルフチェックできる「反復唾液嚥下テスト」というものがあります。

【手順】
30秒間で唾を「ごっくん」と何回飲めるかを計ります。

3回未満であれば、飲み込む機能の低下の可能性があります。

トラブル⑤
歯ぐきや粘膜が痛い

歯科医院を受診してください

来院までに、自分でできる対処法

対処法

❶食事以外は、なるべく入れ歯を外す
痛みが出ている場合に、無理に使用すると、歯ぐきや粘膜に傷がつきます。歯ぐきや粘膜を休ませるようにしましょう。

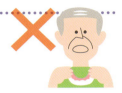

❷なるべく軟らかい物や、細かく刻んだ物を食べる
入れ歯を入れたらすぐに何でも食べられるわけではありません。慣れが必要です。特に初めての入れ歯は慣れるまで時間がかかります。慣れるまで調理を工夫しましょう。

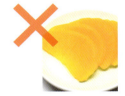

❸口の中をなるべく保湿する
年齢が高くなるにつれて食事していない時の唾液量は減ります。口が乾燥すると、入れ歯が粘膜に擦れて傷になったり、入れ歯が吸いつかなくなり、落ちやすくなります。62ページにある唾液が出るマッサージをしたり、保湿剤を使用したりして、乾燥させないようにしましょう。

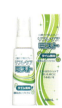

❹お口の中や入れ歯をきれいに清掃する
粘膜や入れ歯の内側に汚れや歯石がついていると、粘膜と入れ歯がしっかりあたらず、傷になります。細菌が繁殖し、粘膜の腫れや肺炎の原因になります。お口の中や入れ歯は、清潔に保つようにしましょう。

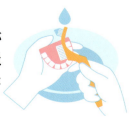

❺くいしばらない
歯ぎしりやくいしばりは、歯やあごの骨、顎関節にダメージを与え、歯周病、顎関節症、知覚過敏、頭痛や肩こりの原因になります。くいしばると「朝、歯が浮いた感じがする」「あごが痛い」「歯のすり減りが強い」などの症状が出たりします。治療法としては、噛み合わせの調整、マウスピース、あごの筋肉のストレッチなどがありますが、まずはくいしばりを自覚することが大切です。ご相談ください。

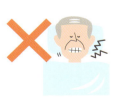

トラブル❻

入れ歯ががたつく

歯科医院を受診してください

原因　時を重ね、歯ぐきが変化した

- 患者さんの入れ歯の使い方などによって異なりますが、「噛み方によって入れ歯が動く」「入れ歯と歯ぐきの間に食べ物が入って痛い」「（さらに進行して）入れ歯が折れる」などの症状が出ることがあります。なお、個人差がありますので、一概に「どのくらいの期間で起こるか」は言えません。
- 総入れ歯では、上あごよりも下あごで生じやすいと言われています。
- 部分入れ歯では、歯ぐきの変化だけでなく、支えの歯（支台歯）の状態も変化します。

❗ 入れ歯ががたつくようになったからといって、すぐに入れ歯安定剤を使う必要はありません。まずは、歯科医院にご相談ください。

❗ 定期健診で変化を観察し、問題点を早期に発見、対応することが重要です。

歯科医院での対処法

- 入れ歯と歯ぐきの不適合が認められれば、専用のプラスチック製の材料を歯ぐきと入れ歯との間に入れ、すきまを塞ぎます。
- 入れ歯をお預かりすることができれば、技工所でよりきれいに仕上げることもできます。

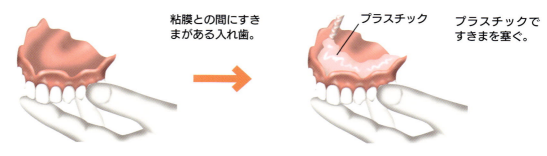

粘膜との間にすきまがある入れ歯。　→　プラスチック　プラスチックですきまを塞ぐ。

トラブル7
入れ歯を吸着する面（粘膜）が痛い

歯科医院を受診してください

原因 高齢になるにしたがって、歯ぐきがやせて薄く弱くなった

歯科医院での対処法

- 入れ歯と歯ぐきの接する面に軟らかい材料（シリコーン）を入れ、あたりをマイルドにします。
- ただし、型取り、噛み合わせなどが適切な入れ歯であることが条件です。一般的に製作後、調節を繰り返しても改善が困難な場合にシリコーンを用います。

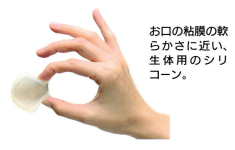

お口の粘膜の軟らかさに近い、生体用のシリコーン。

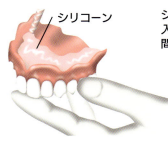

シリコーンを、入れ歯と粘膜の間に入れる

！ 適応しないこともありますので、歯科医院にご相談ください。

この技術には次の欠点があります。
- 一度、入れ歯をお預かりする必要がある
- 硬い入れ歯と軟らかい材料の境がはがれやすいので、洗う際に注意が必要
- 硬い入れ歯ほどの耐久性がない
- 軟らかいことですべてが解決するわけではない
- 健康保険がきかない場合もある（保険でできるのは、下の総入れ歯のみ）

トラブル8

口が乾く

歯科医院を受診してください*

＊歯科医師に相談したうえで、適切な医療機関を受診して原因を調べましょう。

来院までに、自分でできる対処法

対処法

❶こまめに水分を摂取する
唾液のできる量を増やします。

❷唾液腺のマッサージ
唾液の出る量を増やします。

❸お口の体操をする
唾液の出る量を増やします。62ページの体操をしてみましょう。

❹人工唾液を併用する
口の乾きを防止します。

❺部屋の中の湿度調整
エアコンを調整したり、加湿器を設置するなどして対応しましょう。

❻マスクをする

入れ歯を快適に使用するために唾液は重要です！

唾液がないと、下記のようなさまざまな支障をきたします。
- 口の中で入れ歯が安定しない
- 入れ歯に口の中の粘膜がくっついて話しにくい
- 歯ぐきがすれて傷ができやすい
- その傷が治癒しにくい
- 支えの歯のむし歯や歯周病のリスクが増える
- 粘膜が荒れて、口の中にカビが生えやすくなる（カンジダ症）
- 食べ物が飲み込みにくくなる

口が乾くのは辛いですが、深刻にとらえず、うまくつきあっていく方法を歯科医師と探すという気持ちも大切です。

トラブル9
口内炎や白い膿のようなものができた

歯科医院を受診してください*

*歯科医院で早めに診断を受け、治療を行う必要があります。

来院までに、自分でできる対処法

アフタ性口内炎

原因 **抵抗力が落ちている**
抵抗力が落ちて体のウイルスが出てくる病気です。比較的よくみられる口内炎です。

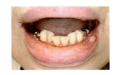

対処法
❶生トマトやレモンなどの刺激物を避ける
❷バランスの良い食事・睡眠・静養をとるよう心がける

> ⚠ 口内炎のお薬は内科でも処方できます。しかし口内炎ができた原因が歯や入れ歯にある場合は、いくらお薬を塗っても治りません。まずは歯科医院を受診して原因を探し、治療をしていきましょう。

白い膿のようなもの

原因 **抵抗力が落ちている**
入れ歯が合っていない場合に傷ができます。

カビ（カンジダ症）
入れ歯を不潔にしていると口の中にカビができます。

各種の病気
ガンになるものもあります。

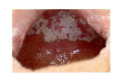

対処法
❶よくうがいをする
❷入れ歯をよく洗って、入れ歯洗浄剤を使う

> ⚠ なかなか治らない時は、単純な口内炎と考えずに歯科医院に相談してください。口内炎より重大な疾患が隠れているかもしれません。また、自己判断で薬を使うと、悪化することがあります。

トラブル10

舌が痛い

歯科医院を受診してください

原因
- 歯や入れ歯がとがっていて、舌に傷ができた
- 口の中が清潔でなく、カビが生えている（カンジダ症）
- ウイルス感染で口の中に発疹が出ている
- 口内炎ができている
- 唾液の量が減って痛みを感じやすくなっている
- 舌のガン
- 特に舌が傷ついていなくても痛みを感じる

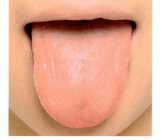
健康な舌

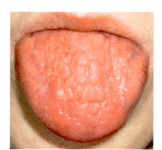
口腔乾燥の舌（異常）

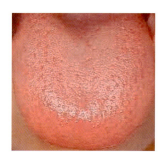
口腔乾燥の舌（異常）

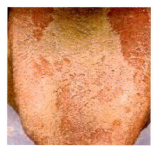
地図状舌（異常）

❗ 自己判断せず、まずは歯科医院にご相談ください。

ときどき舌の清掃をしよう！

清掃法 舌の表面に白い苔がつきます。細菌や食べカス、粘膜のカスが付着したもので、口臭の原因になります。清掃するには、写真のような舌ブラシで、奥から前に軽く擦ります。決して強く擦ってはいけません。白い苔が取れない場合や痛みがある時は受診してください。

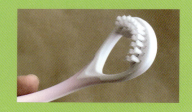

トラブル11

入れ歯が合わなくなった

歯科医院を受診してください

原因
- 歯ぐきの形が変化した
- 噛み合う相手の歯がなく、のびてきた
- 歯に力がかかり倒れてきて、入れ歯が入らなくなった

長期間入れ歯を使っていないと、歯ぐきの形や歯の傾きなどが変わり、うまく入らなくなることがあります。

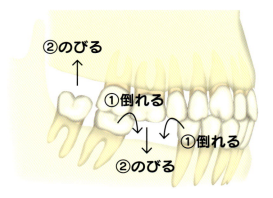

! 自己判断せず、まずは歯科医院にご相談ください。

- 部分入れ歯を無理矢理入れようとすると、入れ歯が壊れたり、自分の歯が動いたり折れることもあります。
- 総入れ歯でも、少し入るからといって無理に入れようとすると、外れやすくなったり、歯ぐきに痛みをともないます。
- 歯科医院で金具の調整などを行うことで再び装着できることもありますが、以前ほどの装着感にはなりません。その際は入れ歯の作りなおしが必要です。

トラブル12

しゃべりにくい

日常生活に支障がある場合は、歯科医院を受診してください

原因 新しい入れ歯にまだ慣れていないため

しゃべりにくさを自分で検査してみましょう！

検査手順
1. 秒針のある時計の前に座る
2. 秒針の位置を確認する（12時から始めるとわかりやすい）
3. 下の図の○を指さしながら順番に「ぱたか」「ぱたか」「ぱたか」……と発音する
4. 10回発音し終わった時点で、秒針の位置を見る
5. かかった秒数を記録する

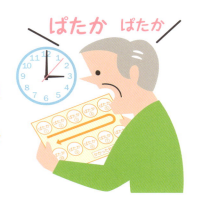

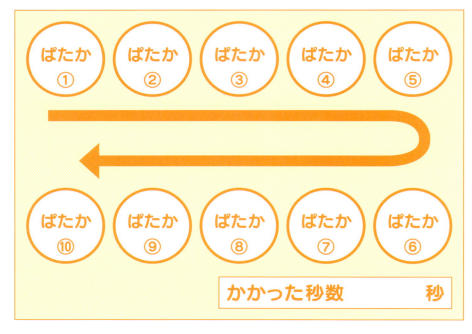

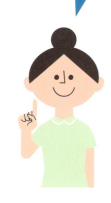

6秒以上は要注意です。歯科医院にご相談ください。

トラブル13

入れ歯が壊れた

歯科医院を受診してください

来院までに、自分でできる対処法

原因
- 入れ歯の劣化
- 口の中の変化
- 患者さんの食事の好み（硬い食べ物を好んで食べるなど）
- 着脱・清掃・保管方法などの取り扱い方などの間違い

対処法
1. 入れ歯が壊れた時は、破片（歯に留めるバネなども含め）を集めて合わせてみてください。
2. もし、足りない部分があれば、口の中に残っていないかよく確かめてください。特に介護を受けている方の場合、飲み込む危険があります。
3. 「最近噛みづらい」や「最近入れ歯が落ちやすい」といった前ぶれがあります。この時に歯科医院を受診すると、防げることもあります。

！ 入れ歯にヒビが入っただけでも、お口に入れないでください。歯科医院を受診してください。

完全に分離しておらず、ヒビが入った状態の場合、ヒビで口の中を傷つけたり、噛んだ時に完全に割れることがあります。お口には入れず、歯科医院にお持ちください。

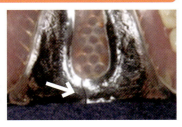

金属の入れ歯のヒビ。とがっているので、口の中を切ってしまう。

！ 瞬間接着剤などを使って、ご自身による入れ歯の修理はおやめください。歯科医院を受診してください。

入れ歯のプラスチック部分を瞬間接着剤でつけようとしても仮止め程度しか接着しません。さらに何度も行うと、瞬間接着剤の厚みで割れた面同士が合わなくなります。

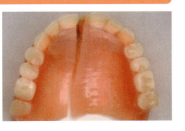

真ん中で2つに割れることはよくある。ただし瞬間接着剤ではなおせない。

トラブル14
自分の歯が抜けた

⬇

歯科医院を受診してください

来院までに、自分でできる対処法

原因

● **歯周病**
入れ歯の支えとして金具をかけている歯が歯周病のためぐらぐらし、入れ歯を外す時に一緒に外れてしまうことがあります。

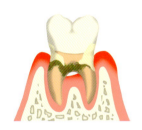

● **転倒などにより歯を強打**

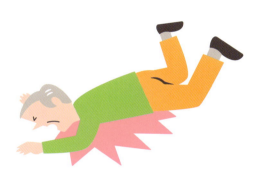

対処法

 まず抜けた歯を確実に口から出す
うっかり飲み込んでしまうと、窒息の危険があります。

⬇

 次に、血が出ているか確認する
血が出ている場合は止まりそうか観察します。

⬇

❸ **血が止まらない場合は、応急処置として清潔なガーゼ（できれば滅菌済みのガーゼ）を歯が抜けたところでしっかりと噛み、圧迫止血を試みる**
脳卒中などで「血がサラサラになる薬」を飲んでいると、止まりづらいことがあります。

⬇

❹ **至急、歯科医院を受診する**
歯が抜けてしまった場合、入れ歯へ人工歯を追加して修理することもありますが、特に前歯においては比較的短時間で修理が可能です。

❗ 急に壊れた時は歯科医院の受診が必要ですが、上記に示すご自身による対処も重要です。

トラブル15
入れ歯についた白いものが取れない

歯科医院を受診してください

来院までに、自分でできる対処法

原因 **入れ歯が汚れていたために、カルシウムがついた状態**

付着したカルシウムは、まるで歯につく歯石のようです。放置すると入れ歯表面がどんどんザラザラになり、舌や頬の粘膜に傷をつけてしまう原因にもなります。菌の塊なので誤嚥性肺炎を悪化させる可能性もあります。

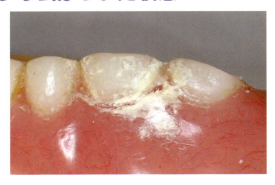

!　白く硬くなってしまった歯石のような沈着物はご自身では取りにくいので、歯科医院で除去してもらいます。間違った方法で除去を行うと、入れ歯に新たな傷を作ってしまいかねません。

歯科医院には専用の洗浄剤を用意しております。

白いものがつかないよう、予防しよう！

予防法
① 毎食後に入れ歯を清掃する（38ページ参照）
② 夜間は、外した方が沈着物がつきにくい
③ 沈着物がつきやすい場合は、毎日、入れ歯洗浄剤を使用する
基本的には清潔を保つことで、歯石のような沈着物を予防することができます。

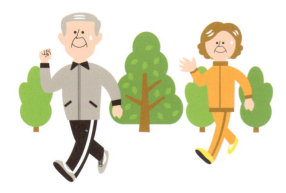

著者紹介

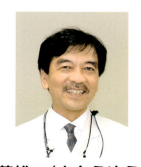

佐藤裕二（さとうゆうじ）

昭和大学歯学部高齢者歯科学講座教授

略歴

1982年 広島大学歯学部卒業
1986年 広島大学大学院歯学研究科修了
1994年 広島大学歯学部助教授
2002年 昭和大学歯学部教授（現在に至る）
2005年 昭和大学歯科病院副院長（2010年まで）
日本老年歯科医学会総務常任理事、専門医・指導医
日本補綴歯科学会専門医・指導医
日本口腔インプラント学会専門医・指導医
日本顎関節学会専門医・指導医

主な著書

「教科書にのせたい義歯診療のコツ―Q&Aで学ぶ臨床ヒント集―」（永末書店）
「歯科衛生士講座　高齢者歯科学」（永末書店）
「美しい撤去―安心・安全で効率的な理論とコツ―」（永末書店）
「一刀両断！高齢者補綴治療のお悩み解決―Q&Aで学ぶ理論と70のコツ―」（医歯薬出版）

謝辞

　本書を出版するにあたり、企画、編集、校閲などでクインテッセンス出版の大谷亜希子様に大変にお世話になりました。また、写真撮影、原稿準備、アドバイスなどで当講座の北川 昇准教授をはじめとして下平 修講師、七田俊晴講師、桑澤実希助教、中津百江助教、大澤淡紅子助教、磯部明夫助教、塩崎美由紀助教、川田大助助教、岡田征彦助教、小川貴正助教、志村雄太助教、髙山真理兼任講師、他多くの教室員のご協力に感謝いたします。

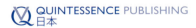

おいしく楽しく食べるための 正しい入れ歯の使い方
患者説明パーフェクトガイド付き

2018年2月10日　第1版第1刷発行

著　　者　佐藤裕二
　　　　　（さとうゆうじ）

発 行 人　北峯康充

発 行 所　クインテッセンス出版株式会社
　　　　　東京都文京区本郷3丁目2番6号　〒113-0033
　　　　　クイントハウスビル　電話(03)5842-2270(代表)
　　　　　　　　　　　　　　　　(03)5842-2272(営業部)
　　　　　　　　　　　　　　　　(03)5842-2276(編集部)
　　　　　web page address　http://www.quint-j.co.jp/

印刷・製本　株式会社創英

Ⓒ2018　クインテッセンス出版株式会社　　禁無断転載・複写
Printed in Japan　　　　　　　　　　　　落丁本・乱丁本はお取り替えします
ISBN978-4-7812-0601-1　C3047　　　　　定価はカバーに表示してあります

おいしく楽しく食べるための
正しい入れ歯の使い方

付録

患者説明パーフェクトガイド

著・佐藤裕二

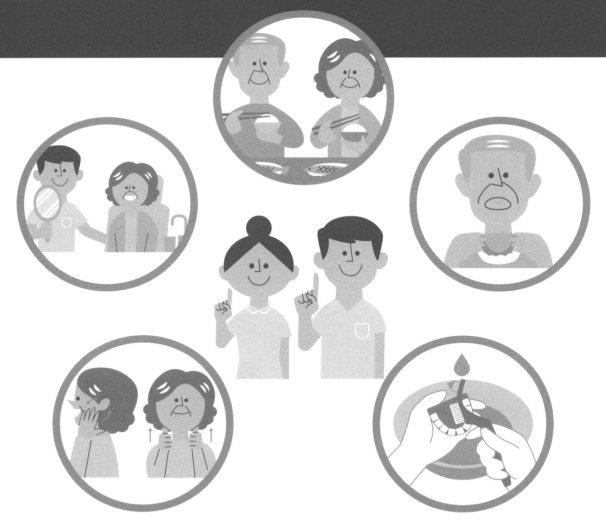

QUINTESSENCE PUBLISHING
クインテッセンス出版株式会社